R. Saller

Metoclopramid als Standardantiemetikum in der Behandlung zytostatikainduzierten Erbrechens

Geleitwort von D. Hellenbrecht

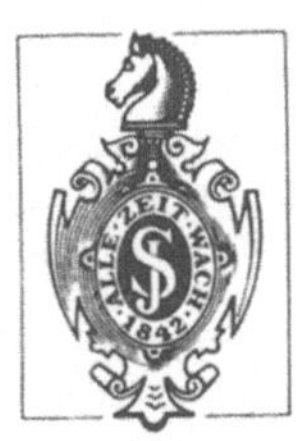

Springer-Verlag
Berlin Heidelberg New York
London Paris Tokyo
Hong Kong Barcelona
Budapest

Priv.-Doz. Dr. med. Reinhard Saller
Leerbachstraße 71, 6000 Franfurt/M.-1

ISBN-13: 978-3-540-55932-0 e-ISBN-13: 978-3-642-77782-0
DOI: 10.1007/978-3-642-77782-0

27/3145-5 4 3 2 1 0 – Gedruckt auf säurefreiem Papier

Zum Geleit

Wer anders als Herr Priv.-Doz. Dr. R. Saller könnte aufgrund seiner eigenen langjährigen klinisch-pharmakologischen Forschung über die Wirksamkeit von Metoclopramid und anderen Antiemetika sachkundig Stellung beziehen?

In der vorliegenden Monographie wird der Leser über einige fundamentale Zusammenhänge informiert:

- Übelkeit und Erbrechen sind als subjektives Erlebnis in etwa vergleichbar mit Schmerzen, also mit Unlustempfindungen, die man auch entsprechend „objektiv" messen kann.
- Tumorkranke sind in mehrfacher Hinsicht Betroffene: Die bereits durch die Erkrankung Geschwächten zahlen oft noch als Preis einer u.U. geringen Heilungschance durch die Zytostatika deren zermürbende Wirkungen von Übelkeit und Erbrechen.
- Diese unerwünschten Wirkungen der Zytostatika werden oft nicht als eigene wesentliche Krankheitsentität angesehen.
- Der Einsatz von Antiemetika erfolgt oft undifferenziert ohne Berücksichtigung der zytostastischen Dosierungen, dem Zeitpunkt des Auftretens von unerwünschten Wirkungen, und ohne Kenntnis der maximalen Wirksamkeit (Potenz) verschiedener Antiemetika.

Herr Priv.-Doz. Dr. R. Saller hat in dieser Monographie eine Lücke in unserer Literatur geschlossen. Möge seine Darstellung auch dem praktisch tätigen Empiriker noch einige Anregungen zur optimalen antiemetischen Behandlung vermitteln!

Frankfurt am Main 1992 Prof. Dr. D. Hellenbrecht

Inhalt

Einleitung

Bei Patienten mit bösartigen Tumoren gehören Übelkeit und Erbrechen zu den häufigsten Symptomen. Sie können viele Ursachen haben (z.B. Hirnmetastasen, Lebermetastasen, Obstruktion des Gastrointestinaltraktes, Infektionen, Peritonitis, Sepsis, metabolische Störungen, Entgleisungen des Wasser- und Elektrolythaushaltes, endokrine Störungen, verschiedene Medikamente; siehe auch Tab. 1).

Ihr mögliches Auftreten im Zusammenhang mit zytostatischen Behandlungsverfahren ist seit Jahrzehnten bekannt. Je stärker emetisch die einzelnen Zytostatika bzw. Zytostatikakombinationen wirken, desto regelhafter ist das Auftreten dieser Symptome voraussagbar. Diese Voraussagbarkeit der Symptome stellt eine ideale Situation für angemessene prophylaktische Maßnahmen dar. Trotzdem wurde ihre Behandlung über lange Zeit nicht als wesentliches und lösbares therapeutisches Problem angesehen. Zwar wurden verschiedene Antiemetika bei Bedarf oder auch routinemäßig verordnet (Anticholinergika, Antihistaminika, Neuroleptika, Benzquinamide und Benzamide, jeweils in konventioneller und niedriger Dosierung). Ihre weitgehende Unwirksamkeit (auch als Kombinationen) wurde aber fast schicksalhaft akzeptiert. Die wenigen durchgeführten Studien bestätigten weitgehend die therapeutischen Erfahrungen der Unwirksamkeit.

Verschiedene Faktoren können Auftreten und Ausmaß von Übelkeit und Erbrechen modifizieren: Kinder und ältere

Patienten tolerieren häufig emetische Reize besser als jüngere Erwachsene, Frauen erbrechen oft häufiger als Männer, Patienten mit chronischem Alkoholkonsum bzw. Alkoholabusus scheinen emetische Stimuli besser zu tolerieren. Möglicherweise spielt auch der Zeitpunkt der Zytostatikaapplikation eine Rolle: es liegen Hinweise vor, daß eine abendliche Verabreichung von Cisplatin weniger emetisch wirkt als die morgendliche Injektion bzw. Infusion. Bei manchen Patienten führt die ambulante Durchführung einer Chemotherapie zu weniger Übelkeit und Erbrechen als die gleiche Therapie unter stationären Bedingungen und umgekehrt. Häufig sind Übelkeit und Erbrechen bei Patienten ohne zytostatische Vorbehandlung (d.h. während der ersten Chemotherapie) besser zu therapieren als bei vorbehandelten Patienten. Daher sind viele Forschungsergebnisse nur bedingt in den therapeutischen Alltag zu übertragen, da klinische Studien häufig bei Patienten während des ersten Chemotherapiezyklus durchgeführt werden, während in der Praxis die Folgezyklen überwiegen.

Erst in der zweiten Hälfte der 70er Jahre wurde es offen in der medizinischen aber auch allgemeinen Öffentlichkeit diskutiert, daß Übelkeit und Erbrechen nicht nur von den Patienten sowie deren Angehörigen sondern auch von Pflegepersonal und Ärzten gleichermaßen gefürchtet werden. Gleichzeitig mit der Einführung therapeutisch wirksamerer (palliativ und/oder kurativ) und meist auch emetisch effektiverer Zytostatika erschienen zunehmend Berichte, daß Patienten aus Angst vor den massiven Symptomen von Übelkeit und Erbrechen und ihren Folgen sogar die Durchführung oder Fortführung potentiell kurativer Chemotherapien ablehnen.

Übelkeit und Erbrechen können die Patienten so zermürben, daß die somatische und psychische „Widerstandskraft“ der

Tumorerkrankung gegenüber aber auch allgemein erheblich geschwächt wird. Neben der Beeinträchtigung der Lebensqualität kann dadurch auch die Prognose (Heilung, vollständige bzw. partielle Remission, Lebensdauer, auf Auftreten von Komplikationen) verschlechtert werden. Zudem sind eine Reihe unmittelbarer häufiger, aber auch seltener und schwerwiegender Komplikationen des Erbrechens beschrieben: z.B. Störungen des Wasser- und Elektrolyt- und Säure-Basen-Haushaltes, Stoffwechselentgleisungen, toxische Wechselwirkungen (z.B. Beeinträchtigung der renalen Methotrexatausscheidung bis hin zur Methotrexatintoxikation), Schleimhautläsionen und -fissuren im oberen Gastrointestinaltrakt, sehr selten auch Ösophagusruptur, Aspirationspneumonie, pathologische Frakturen, Ernährungsstörungen bis hin zu Mangelernährung und Malnutrition.

Erst im Zusammenhang mit der Diskussion dieser möglichen Komplikationen wurde zu Beginn der 80er Jahre die zunehmende Forderung nach wirksamer Antiemesis therapeutisch und wissenschaftlich aufgegriffen.

Relative Ursachen:

Schmerzen, Angst

Intrakranielle Ursachen:

erhöhter Hirndruck, direkte Stimulation des Brechzentrums
(z.B. Tumor, Metastasen)
vestibuläre Störungen

Chemische Ursachen:

biochemisch bedingt:
z.B. durch erhöhte Harnstoff- oder Kalziumspiegel
pharmakologisch bedingt:
z.B. bei Behandlung mit Digitalisglykosiden, Opioiden, Östrogenen, Zytostatika
toxisch bedingt:
z.B. bei Infektionen, Metastasierung oder Strahlenbehandlung

Irritationen des Pharynx, andauernder Husten

Tab. 1:
Ausgewählte Ursachen für Übelkeit und Erbrechen bei Patienten mit bösartigen Tumoren.

Irritationen des oberen Gastrointestinaltraktes

(vor allem des Magens)

z.B. physikalische und/oder chemische Reize durch eine Pharmakotherapie (u.a. bestimmte Expektoranzien, Eiseneinnahme, Antibiotika, Acetylsalicylsäure, nichtsteroidale Antirheumatika, Kortikosteroide, Zytostatika), durch Alkohol, Blut

z.B. ausgeprägte Dehnung des Magens, Gastrostase

z.B. Beeinträchtigung der Magenperistaltik, der normalen Magendehnung oder Kompression des Magens (etwa Hepatomegalie, bestimmte Magenkarzinome, bestimmte Magenoperationen)

Beeinträchtigung der Magendarmpassage

(Störungen der Motilität, inkomplette bzw. komplette Obstruktion)

z.B. Obstruktion bzw. Pseudoobstruktion durch Tumor oder Metastasen

z.B. Obstipation durch Inaktivität, Schwäche, Tumorkachexie, Elektrolytstörungen, Pharmakotherapie (etwa Opioide, Anticholinergika, bestimmte Neuroleptika oder Antihistaminika, trizyklische Antidepressiva)

z.B. postoperative Adhäsionen, Strahlenfibrose

Neue Forschungsansätze zur Behandlung von Übelkeit und Erbrechen

In der Medizin herrscht noch weit verbreitet das meist unreflektierte Denken vor, daß eine Hierarchie von **„objektiven"** und **„subjektiven"** Symptomen bestünde (d.h. objektive Parameter seien aussagekräftiger als subjektive Parameter). Dementsprechend wurde als Grundlage für kontrollierte klinische Forschung nach objektiven Parametern für Übelkeit und Erbrechen gesucht. So wurden z.B. Änderungen von Herzfrequenz, Blutdruck und/oder Atemrhythmus als objektive Zeichen von Erbrechen zusätzlich zur Zahl der Brechepisoden gewertet. Andere Arbeitsgruppen benutzten die Menge des Erbrochenen (Vomitus). Durch Sammeln und Messen des Erbrochenen z.B. wurden die betroffenen Patienten zusätzlich beeinträchtigt, teilweise entwickelte sich sogar konditioniertes Erbrechen. Wesentlich für die Forschung aber ist die durchgängige Beobachtung, daß, mit Ausnahme der Anzahl der Brechepisoden, keiner dieser Paramter mit der von den Patienten geäußerten Beeinträchtigung übereinstimmte.

Das Erleben von und die Beeinträchtigung durch **Erbrechen** ist ein **subjektives unlustvolles Erlebnis.** Als solches Erlebnis muß es auch wissenschaftlich akzeptiert werden, d.h. es geht auch wissenschaftlich darum, ein subjektives Erlebnis zu registrieren. Dies gilt umsomehr für **Übelkeit,** die ausschließlich subjektiv geäußert und erfaßt wird.

Diese Situation erinnert an die Schmerzforschung. Auch Schmerz ist ein unlustvolles Erlebnis. Solange für dieses Erleben immer nur nach „objektiven" Parametern gesucht wurde und diese Parameter dann als spezifischer Ausdruck von „Schmerz" in der klinischen Forschung benutzt wurden, waren die Forschungsergebnisse nahezu völlig irrelevant für die Schmerzbehandlung. Wirksame Schmerztherapien (z.B. bei Tumorschmerzen oder auch bei chronischen rheumatischen Erkrankungen) wurden in der Neuzeit erst entwickelt, als man auf Ersatzparameter („Surrogatparameter") verzichtete und den Schmerz auch in wissenschaftlicher Hinsicht als subjektives Erleben akzeptierte. Ganz abgesehen davon, daß auch die „objektiven" Meßergebnisse (z.B. Blutdruckmessungen) höchst individuell sind und dementsprechend in einer Gruppe oder Population eine große biologische Streubreite aufweisen und auch intraindividuell erheblich schwanken können.

Subjektive Parameter lassen sich, entgegen den noch weithin vorherrschenden Ansichten, durchaus kontrolliert erfassen und quantitativ abschätzen („Abschätzen" als korrektere Bezeichnung für „Messen"). Als standardisierte Modelle für die Registrierung subjektiver Phänomene wurden eine Reihe von Methoden entwickelt und überprüft. Zu den international etablierten Möglichkeiten gehören verbale (sprachliche) und nichtverbale Skalierungen.

Verbale Skalen sind in der Regel 4 – 5 teilig: z.B. klein – mild – mäßig – stark – sehr stark (etwa Schmerz, Übelkeit, Erbrechen). Engermaschige Abstufungen sind nur scheinbar genauer. Sie bringen einen Verlust an Spontaneität und damit Aussagekraft. Außerdem kann ein Bezug beim Registriervorgang auf Vorwerte bzw. Ausgangswerte eventuelle Verzerrungen dieser Bezugswerte durch die ganze Studie „schleppen“.

Die am häufigsten verwendeten **nichtverbalen Skalen** sind **visuelle Analogskalen** (siehe Abb. 1): in der Regel 100 mm lange waagerechte Linien, die am besten nur an den Endpunkten „kommentiert“ sind (z.B. am linken Ende: kein Schmerz/Übelkeit/Erbrechen und am rechte Ende: maximal vorstellbarer Schmerz/Übelkeit/Erbrechen). Entscheidend ist, daß die Patienten jeweils spontan ihre Registrierung angeben (z.B. durch Markierung mit einem Strich auf der visiuellen Analogskala). Die einzelnen Registrierungen sollen sich nicht an den vorherigen orientieren. Eine Orientierung an den Vorregistrierungen führt zu einem Verlust an Spontaneität und Aussagekraft. Außerdem wären dadurch die einzelnen Meßpunkte nicht mehr unabhängig. Die Markierung auf den Analogskalen werden ausgemessen (in der Regel vom linken Ende her, Ausmaß der Beschwerden). Die zeitlich aufeinanderfolgenden Messungen erlauben die Abschätzung des zeitlichen Verlaufs von Beschwerden und ihren Änderungen (z.B. Bestimmung von Wirkungseintritt, Wirkungsmaximum, Wirkungsdauer).

Durch verschiedene Transformationen kann nicht nur das jeweilige **Ausmaß von Beschwerden** sondern auch das **Ausmaß von Beschwerdelinderung** quantifiziert werden. Nicht selten werden dazu, vergleichbar etwa auch pharmakokinetische Untersuchungen, Flächenmaße (etwa aus Zeitregistrierungen und dem entsprechenden Ausmaß an Beschwerden bzw. Linderung) benutzt (Ausmaß von Beschwerden oder Beschwerdelinderung über die Zeit).

In der modernen Schmerzforschung konnten mit Hilfe dieser Verfahren überhaupt erst Dosis-Wirkungs-Beziehungen und

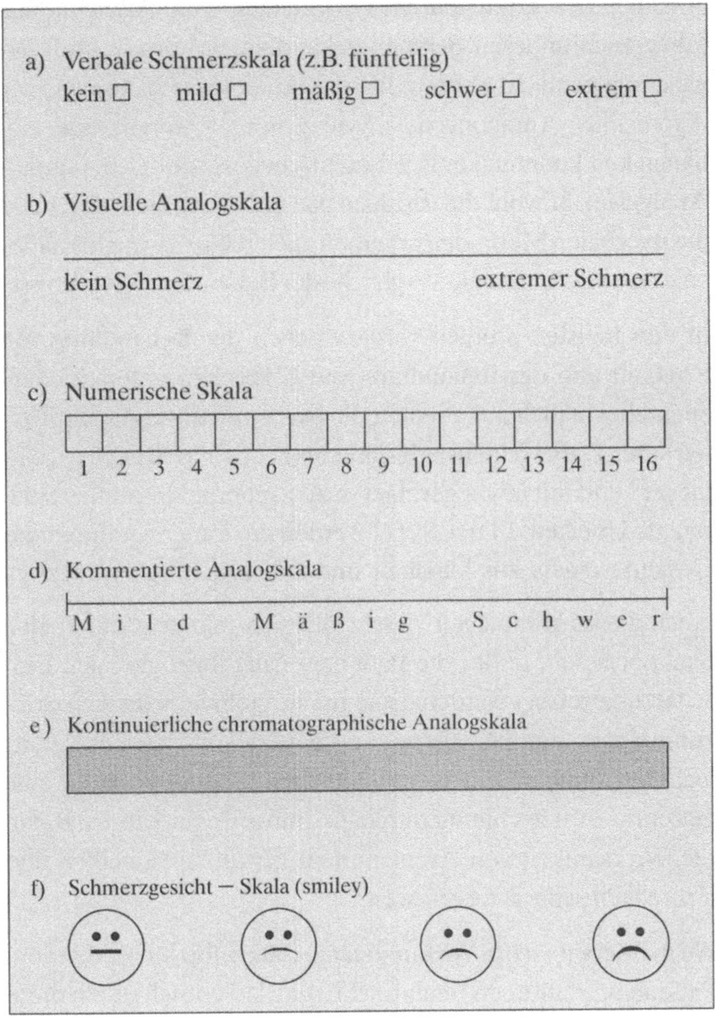

a) Verbale Schmerzskala (z.B. fünfteilig)
kein ☐ mild ☐ mäßig ☐ schwer ☐ extrem ☐

b) Visuelle Analogskala

kein Schmerz extremer Schmerz

c) Numerische Skala

1	2	3	4	5	6	7	8	9	10	11	12	13	14	15	16

d) Kommentierte Analogskala

M i l d M ä ß i g S c h w e r

e) Kontinuierliche chromatographische Analogskala

f) Schmerzgesicht – Skala (smiley)

Abb. 1:
Beispiele für Registrierungsmöglichkeiten der Schmerzintensität.
Am zweckmäßigsten erwiesen sich bislang visuelle Analogskalen oder verbale, nicht zu oft unterteilte Schmerzskalen. Für Kinder eignen sich vor allem die chromatographische oder die Schmerzgesicht-Skala.

Ausmaß der erreichbaren Wirksamkeit von Arzneimitteln (aber auch anderen Schmerzbehandlungen) erfaßt und vergleichbar gemacht werden. Auch so komplexe Phänomene wie Agonismus, Antagonismus, Synergismus, Toleranz und Abhängigkeit konnten klinisch beschrieben werden (z.B. Opioid-Analgesie). Sowohl die verbalen wie vor allem die weitgehend nichtverbalen Methoden erlauben auch relativ zwanglos nationale und internationale Vergleiche der Behandlungsergebnisse.

In den meisten Studien wird zwischen der **Behandlung von Übelkeit** und der **Behandlung von Erbrechen** unterschieden, zumal bei manchen Patienten die Symptomatik isoliert auftreten kann. Dabei scheint es bislang, als ließe sich Erbrechen „einfacher“ und mit etwas geringeren Arzneimitteldosen therapieren als Übelkeit. In der Regel werden die Patienten durch das **Gesamtereignis aus Übelkeit und Erbrechen** beieinträchtigt.

Auch dieses komplexe Erleben läßt sich „einfach“ durch eine Skala erfassen, in der die Patienten nach ihrer globalen Einschätzung gefragt werden. Eine solche **globale Selbsteinschätzung** eignet sich vor allem zur Therapiekontrolle im Alltag, während unter rein wissenschaftlichen Gesichtspunkten eine getrennte Aufzeichnung durchaus sinnvoll sein kann, z.B. um die Wirksamkeit von Arzneimitteln gegenüber Übelkeit und Erbrechen separat zu erfassen.

Auch **unerwünschte Wirkungen** mit ihrer subjektiven d.h. vom Patienten erfahrenen Beeinträchtigung lassen sich durch diese Methoden qualitativ und quantitativ erfassen.

Solche **Selbstregistrierungen** gewinnen mittlerweile rasant an Bedeutung in der modernen Therapieforschung. Bei einer Reihe von Krankheitsbildern, z.B. der chronischen Polyarthritis, weisen vergleichbare Untersuchungen oder meta-analytische

Beurteilungen daraufhin, daß etwa **Selbsteinschätzungen** des Therapieerfolges durch den Patienten (**„weiche Daten“**, **„subjektiv“**) wesentlich aussagekräftiger zur Kontrolle des Therapieerfolges oder auch zur Verlaufskontrolle sein können als eine Reihe **„objektiver“** (**„harter“**) biochemischer, radiologischer oder orthopädischer Parameter.

In einer kürzlich veröffentlichten „Metanalyse“ anhand von 130 placebo-kontrollierten Studien über die Wirksamkeit von nichtsteroidalen Antirheumatika wird gut begründet vorgeschlagen, in künftigen solchen Studien zur Verlaufskontrolle therapeutischer Wirksamkeit nur mehr die Globaleinschätzung durch die Patienten, die Selbsteinschätzung des Schmerzes und die Morgensteifigkeit zu registrieren. Analysiert wurden in dieser wertenden Übersicht z.B. auch Ritchie-Index, Anzahl der betroffenen Gelenke, zusätzliche Medikamenteneinnahme, Anzahl der geschwollenen Gelenke, Griffstärke, Umfang der Fingergelenke oder BSG.

Aus der Schmerzforschung wurden solche Registrierungsmethoden auch für die Erforschung von Übelkeit und Erbrechen und deren Behandlung übernommen. Daneben läßt sich als einfacher und auch aussagekräftiger zusätzlicher Parameter noch die **Anzahl der Brechepisoden** verwenden. Allerdings ist die Definition auch dieses Parameters durchaus nicht so eindeutig wie es zunächst erscheinen möchte, z.B. wenn ein Patient rasch hintereinander wiederholt erbricht. Sollte dies als eine **Brechepisode** oder als mehrere gewertet werden? Mittlerweile besteht ein überwiegender Konsens, eine einzelne Brechepisode als zeitlich klar voneinander abgrenzbare Brechakte zu definieren, z.B. mit symptomlosen Intervallen von 5 – 10 – 15 Minuten. „Willkürlich“ ist auch die Definition von **Dauererbrechen**, z.B. Brechepisoden über mehr als 5 Minuten.

Zur Beurteilung von **antiemetischer Wirksamkeit** werden wie bei anderen Therapien auch diskriminierende und wertende Kriterien eingeführt. Z.B. ist eine Reduktion der Anzahl der Brechepisoden von etwa 4 auf 0 numerisch relativ gering, aber der Patient ist frei von Erbrechen. Andererseits ist eine Reduktion der Brechepisoden von z.B. 25 auf 10 numerisch wesentlich größer, aber trotzdem ist ein solcher Behandlungserfolg nicht hinreichend. In der Erforschung des Zytostatika-induzierten Erbrechens werden daher üblicherweise zusätzlich folgende Kriterien benutzt: **vollständiger antiemetischer Schutz**, d.h. kein Erbrechen, und **klinisch hinreichender antiemetischer Schutz**, d.h. z.B. ≤ 2 Brechepisoden. Anhand dieser transformierten Kriterien läßt sich eindeutig bestimmen, bei wie vielen Patienten eine Therapie wirksam (vollständig, hinreichend) bzw. unwirksam ist.

Diese bislang diskutierten Untersuchungsmethoden und Beurteilungskriterien werden mittlerweile als ein internationaler Standard in der Erforschung von Übelkeit und Erbrechen sowie ihrer Behandlung angesehen. Zusätzlich wird der **Zeitfaktor** registriert, z.B. Beginn, Dauer und Ende von Übelkeit und Erbrechen. Zudem ist zu berücksichtigen, daß Übelkeit und Erbrechen nicht unbedingt gekoppelt auftreten, d.h. Patienten können durchaus ohne vorausgehende oder begleitende Übelkeit erbrechen. Die Anzahl der Brechepisoden muß durchaus nicht immer den **Schweregrad der subjektiven Beeinträchtigung** (und ihrer Konsequenzen) widerspiegeln. Eine Reihe von Patienten sind offensichtlich mehr durch die erlittene Übelkeit beeinträchtigt als durch das widerfahrene Erbrechen.

Wie in der Fachliteratur insgesamt werden auch im folgenden die Begriffe **emetisch** und **emetogen** synonym verwendet.

Emetogenität von Zytostatika

Die verschiedenen Zytostatika lassen sich, wenngleich mit einer großen Schwankungsbreite, in ihrer emetischen Wirksamkeit (z.B. Häufigkeit des Erbrechens) abschätzen (siehe Tab. 2). Überwiegend erfolgt eine solche Einteilung anhand der Anzahl der Brechepisoden, wesentlich seltener geht bedauerlicherweise die Selbsteinschätzung der Beeinträchtigung durch diese Symptome ein. Herausragend emetisch wirksam sind darunter sicher Cisplatin und Dacarbazin. Innerhalb gewisser Grenzen voraussagbar erscheint mittlerweile nicht nur die mutmaßliche Häufigkeit des Auftretens von Übelkeit und Erbrechen überhaupt sondern auch die Intensität und der mögliche zeitliche Verlauf dieser Symptome (z.B. Latenz bis zum Auftreten, Dauer und Abklingen).

Bei manchen Zytostatika, z.B. Cyclophosphamid und v.a. hochdosiertes Cisplatin, können neben Übelkeit und Erbrechen in unmittelbaren Zusammenhang mit einer Chemotherapie diese Symptome auch noch deutlich später auftreten, z.B. nach 2 – 3 Tagen, und sogar tagelang andauern. Dieses **späte bzw. verzögerte Erbrechen** kann sich auch dann einstellen, wenn die Behandlungstage selbst symptomfrei waren.

Solche Anhaltspunkte und vor allem die **Voraussagbarkeit der Symptomatik** ermöglichen als gut gesicherte Wahrscheinlichkeitsangaben eine angemessenere **Planbarkeit antiemetischer Behandlungen**. Allerdings sollten alle Patienten von vornherein antiemetisch behandelt werden und eine Behandlung nicht erst dann erfolgen, wenn der Patient bereits an Übelkeit und Erbrechen leidet (siehe z.B. auch antizipatorisches Erbrechen). Es sollte auch nicht versucht werden, durch eine insuffiziente oder fehlende antiemetische Therapie zu eruieren, ob ein Patient bei einer bestimmten Therapie überhaupt und dann in welchem Ausmaß von Übelkeit und Erbrechen betroffen ist. Jede generelle Prävention (in diesem Fall Sekundärprävention) schließt natürlich auch Patienten ein, die möglicherweise auch ohne präventive Maßnahmen nicht von den erwarteten Symptomen betroffen wären. Die antiemetische Behandlung des zytostatikaindizierten Erbrechens muß von Beginn an eine hinreichend dosierte und wirksame Prophylaxe (Prävention) sein. Eine rechtzeitige bzw. prophylaktische Behandlung ist in der Regel wesentlich wirksamer als eine „Bedarfsbehandlung".

Aufgrund der derzeitigen klinischen Forschungslage, aber auch aus praktischen Gründen (Emetogenität der Zytostatika) läßt sich zwischen Chemotherapien mit und ohne Cisplatin unterscheiden. Regelhaft gelten cisplatin-haltige Therapien (zumindest ab 90 mg/m^2 Cisplatin) als stark und nahezu bei jedem Patienten emetisch, während viele Chemotherapien ohne Cisplatin eher, wenngleich nicht selten unbegründet, als regelhaft weniger emetisch betrachtet werden.

Tab. 2:
Anhaltspunkte zur Häufigkeit von Erbrechen im Zusammenhang mit einer zytostatischen Behandlung (Häufigkeit des Auftretens von Erbrechens, % der Patienten; wahrscheinlicher Eintritt und mutmaßliche Dauer, innerhalb derer mit Erbrechen zu rechnen ist).
Aus diesen Angaben kann nicht auf die Schwere des Erbrechens geschlossen werden. Für viele Zytostatika ist in der Literatur eine erhebliche inter- und intraindividuelle Variabilität beschrieben.
Bei einigen Zytostatika kann sich während einer länger dauernden Behandlung eine Art Toleranz auf die emetischen Wirkungen entwickeln.

Häufigkeit des Erbrechens (%)	Zytostatikum	Zeitlicher Verlauf des Erbrechens (Std.) Beginn	Dauer
90 – 100	Cisplatin	(1) – 4 – 6	≥ 24 – 48
	Dacarbazin (DTIC)	1 (– 3)	1 – 12 – 24
	Streptotozin	1 – 4	(12 –) ≥ 24
60 – 90	Carmustin (BCNU)	0 – 2	6 (– 24)
	Cyclophosphamid (hochdosiert i.v.)	4 – 12	4 – 12
	Cytarabin (hochdosiert i.v.)	6 – 12	3 – 12
	Dactinomycin (Actinomycin D)	2 – 6	12 – 24
	Lomustin (CCNU)	1 – 6	< 24
	Mechlorethamin	1 – 3 (– 8)	8 – 24
	Mitotane	?	?
	Procarbazin	24	variabel
30 – 60	Asparaginase	1 – 3	?
	Daunorubicin	2 – 6	24 – 48
	Doxorubicin (Adriamycin)	4 – 6	6 – 12 (– 36)
	Etoposid	3 – 8	?
(– 90%)	Fluorouracil	3 – 6	?
	Mitomycin	1 – 4	<24
10 – 30	Bleomycin	3 – 6	?
	Cyclophosphamid (niedrig dosiert)	4 – 12	?
	Cytarabin (niedrig dosiert)	6 – 12	3 – 6
	Estrogene	24 – 48	prolongiert
	Hydroxycarbamid	6 – 12	?
	Ifosfamid	1 – 2	prolongiert
	Melphalan	6 – 12	?
	Mercaptopurin	4 – 8	?
	Methotrexat	4 – 12	3 – 12
	Tamoxifen	12 – 24	prolongiert
	Vindesin	4 – 8	?
0 – 10	Androgene	24 – 96	variabel
	Busulfan	?	?
	Chlorambucil	< 24 (– 72)	prolongiert
	Corticosteroide	?	?
	Gestagene	24 – 72	prolongiert
	Thioguanin	4 – 8	?
	Vincristin	4 – 8	?

Cisplatin-induziertes Erbrechen

Cisplatin ist nach wie vor das am stärksten emetisch wirksame Zytostatikum. Häufigkeit und Intensität von Übelkeit und Erbrechen nehmen dosisabhängig steil ansteigend zu (siehe Abb. 2, historische Kontrollen). Mit dem regelhaften Auftreten dieser Symptome ist bei jedem behandelten Patienten zu rechnen. Ein tendenziell vergleichbarer Anstieg der Brechepisoden ist auch unter den verschiedenen Behandlungen mit Metoclopramid zu sehen, wenngleich die Steilheit des Anstiegs und das Ausmaß des Erbrechens (hier gemessen als Anzahl der Brechepisoden) mit zunehmender Metoclopramiddosis flacher werden bzw. abnehmen (siehe Abb. 3). Vermutlich ist auch die Dauer der Symptomatik dosisabhängig.

Innerhalb der derzeit eingesetzten Cisplatin-Behandlungen lassen sich im Hinblick auf Übelkeit und Erbrechen und die antiemetische Therapie **niedrig dosierte** (z.B. $\leq$ 60 mg/m^2 Cisplatin Körperoberfläche), **mittelhoch dosierte** ($>$ 60 – 90 mg/m^2 Körperoberfäche) und **hochdosierte Behandlungen** ($>$ 90 mg/m^2 Körperoberfläche) unterscheiden.

Die Behandlung des cisplatin-induzierten Erbrechens ist mittlerweile international die am umfangreichsten und besten untersuchte antiemetische Therapie überhaupt (nicht nur im Rahmen von Chemotherapien). Somit liegen eine Reihe pharmakokinetischer, pharmakodynamischer und klinischer Daten über Cisplatin für eine planbare individualisierte antiemetische Therapie vor.

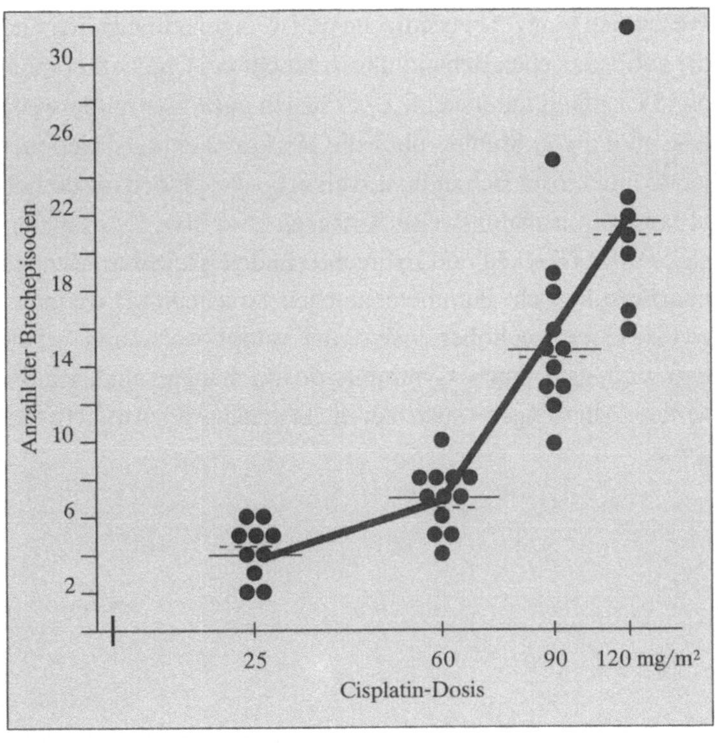

Abb. 2:
Anzahl der Brechepisoden bei den Patienten der historischen Kontrollgruppen.
Auf der Ordinate ist die individuelle Anzahl der Brechepisoden der einzelnen Patienten ohne bzw. ohne hinreichende antiemetische Behandlung angegeben, auf der log-Abszisse die Cisplatin-Dosis (— Median, ––– Mittelwert).

Nicht-Cisplatin-induziertes Erbrechen

Wesentlich weniger befriedigend und weniger umfangreich sind die antiemetischen Behandlungsversuche bei Chemotherapien ohne Cisplatin untersucht. Zwar liegen auch hier mittlerweile eine Reihe von Studien über die Wirksamkeit verschiedener medikamentöser Behandlungsversuche vor, jedoch lassen sich bislang nur ausnahmsweise Aussagen etwa über Dosisabhängigkeit von Übelkeit und Erbrechen und vergleichbar wichtige pharmakologische Parameter machen. So scheint z.B. die intravenöse Gabe von höher dosiertem Cyclophosphamid (> 500 mg) und ggfs. auch Cytarabin dosisabhängig emetisch zu wirken. Allerdings ist auch hier die Datenlage noch unbefriedigend.

Zusätzliche emetogene Faktoren

Auch bei Übelkeit und Erbrechen in zeitlichem Zusammenhang mit einer Chemotherapie können andere, durchaus auch behandlungsbedürftige und behandelbare Ursachen eine Rolle spielen (z.B. Hirnmetastasen, Lebermetastasen, Obstruktion des Gastrointestinaltraktes, Infektionen, Peritonitis, Sepsis, metabolische Störungen, Entgleisungen des Wasser- und Elektrolythaushaltes, endokrine Störungen, andere Medikamente; siehe auch Tab. 1). Solche Ursachen bedingen primär und/oder zusätzlich andere Behandlungsansätze.

Wie bereits eingangs erwähnt können verschiedene weitere Faktoren Auftreten und Ausmaß von Übelkeit und/oder Erbrechen modifizieren: Kinder und ältere Patienten tolerieren häufig emetische Reize besser als jüngere Erwachsene, Frauen erbrechen oft häufiger als Männer, Patienten mit chronischem Alkoholkonsum bzw. Alkoholabusus scheinen emetische Stimuli besser zu tolerieren. Möglicherweise spielt auch der Zeitpunkt der Zytostatikaapplikation eine Rolle: es liegen Hinweise vor, daß eine abendliche Verabreichung von Cisplatin weniger emetisch wirkt als die morgendliche Injektion bzw. Infusion. Bei manchen Patienten führt die ambulante Durchführung einer Chemotherapie zu weniger Übelkeit und Erbrechen als die gleiche Therapie unter stationären Bedingungen und umgekehrt. Auch hier sollten die Erfahrungen und Wünsche der Patienten angemessener berücksichtigt werden.

Häufig sind Übelkeit und Erbrechen bei Patienten ohne zytostatische Vorbehandlung (d.h. während der ersten Chemotherapie) besser zu therapieren als bei vorbehandelten Patienten. Eine rechtzeitige bzw. prophylaktische Behandlung ist in der Regel wesentlich wirksamer als eine „Bedarfsbehandlung“.

Konditioniertes Erbrechen

Übelkeit und Erbrechen können im Laufe von Chemotherapien konditioniert werden und nicht selten sogar im Lauf serieller zytostatischer Therapien unabhängig oder weitgehend unabhängig vom ursprünglichen emetischen Stimulus (Zytostatika und ihre Kombinationen) auftreten. Konditionierungen (z.B. **konditioniertes Erbrechen, antizipatorisches Erbrechen**) können Übelkeit und Erbrechen erheblich verstärken und sogar unabhängig von der konkreten Arzneimittelapplikation auftreten lassen (z.B. Erinnerung an frühere bzw. Erwartung künftiger Chemotherapien, Aufsuchen von Klinik oder Praxis, Krankenhauspersonal in Berufskleidung, Farben, Gerüche, Schilderungen anderer Patienten). Eine gewisse Häufung scheint z.B. bei jüngeren Patientinnen vorzukommen.

Die genauen Mechanismen und Bedingungen von Konditionierung und Antizipation beim zytostatika-induzierten Erbrechen sind noch nicht bekannt. Folgendes scheint aber dazu beizutragen: Der **Kontrollverlust über eine wichtige Körperfunktion** (z.B. Sphinktermechanismus des oberen Gastrointestinaltraktes) verursacht Angst und diese Angst wird durch die wiederholten und massiven negativen Erfahrungen verstärkt und vermutlich konditioniert. Die psychischen, somatischen und durchaus auch sozialen Auswirkungen des tatsächlichen aber auch drohenden bzw. befürchteten Verlustes der Kontrolle über Körperfunktionen wird in Medizin und Therapie noch beträchtlich unterschätzt.

Antiemetische Behandlung

Das Schwergewicht der antiemetischen Behandlung liegt auf der **medikamentösen Prophylaxe und Therapie.** Trotzdem sollten **nichtmedikamentöse**, nur scheinbar unwichtige Dinge nicht übersehen oder gering geachtet werden, die durchaus Übelkeit und Erbrechen abmildern können (z.B. Umgebung des Patienten, spannende Lektüre, Musikhören, Fernsehen und ähnliches, Lutschen von Bonbons mit verschiedenen angenehmen Aromen). Solche Dinge und die empathische Zuwendung (z.B. Verständnis, Mitgefühl und auch nur Präsenz) werden im Angelsächsischen als **Tender-Love-and-Care Approach** zusammengefaßt.

Wirksamkeit von Antiemetika

Für jede **rationale Pharmakotherapie**, d.h. eine Arzneimitteltherapie, die unter kontrollierten Bedingungen etabliert wurde, die eine klinisch bedeutsame, nicht nur statistisch signifikante Wirksamkeit besitzt und die auf einer auch vergleichenden Nutzen-Risiko-Abwägung beruht, sind einige klinische Grundvoraussetzungen erforderlich. Wie insgesamt in der Therapie ist eine der Grundlagen der Arzneimittelanwendung die **Kenntnis der Wirksamkeit in der jeweiligen klinischen Situation**. Die **Analyse einzelner Wirkungen** ist kein hinreichender Ersatz für die möglichst **realitäts- und praxisgerechte Prüfung der Wirksamkeit** in dem konkreten Anwendungsbereich. Vor allem kann nicht aus experimentellen Befunden in Tierexperimenten oder anderen präklinischen Untersuchungssituationen zwanglos auf klinische Wirksamkeit geschlossen oder diese sogar extrapoliert werden. Neben umfassenden Daten über die klinische Pharmakologie sollten vor allem Untersuchungen über **Dosis-Wirkungs-Beziehungen** vorliegen.

Nur mit der Verfügbarkeit von **Dosis-Wirkungs-Kurven** läßt sich die **maximal mit einem Arzneimittel erreichbare Wirksamkeit** definieren, desgleichen die Bereiche, in denen noch keine klinisch bedeutsame Wirksamkeit zu erwarten ist bzw. in denen bei einer weiteren Dosiserhöhung nicht mehr regelhaft mit einer Zunahme der (erwünschten) Wirksamkeit zu rechnen ist. Damit werden die therapeutisch **sinnvollen Dosisbereiche** festgelegt.

Aus der jeweiligen **Steilheit von Dosis-Wirkungs-Kurven** läßt sich das **Ausmaß von Dosiserhöhungen** abschätzen, d.h. Größe von Dosisänderungen, die auch mit einer Änderung der Wirksamkeit einhergehen. Flach ansteigende Dosis-Wirkungs-Kurven weisen daraufhin, daß Änderungen der Wirksamkeit erst bei größeren Dosismodifikationen zu erwarten sind. Bei steilen Dosis-Wirkungs-Kurven können bereits geringe Dosisänderungen beträchtliche Änderungen von Wirksamkeit bedingen. Im Extremfall können die Kurven so steil verlaufen (nahezu senkrecht), daß praktisch keine abgestufte Dosierung zwischen den Endpunkten „keine Wirksamkeit" und „maximal erreichbare Wirksamkeit" möglich ist. Andererseits bedingen sehr flache Dosis-Wirkungs-Kurven größere Dosissprünge.

Der **Verlauf üblicher Dosis-Wirkungs-Kurven** weist Bereiche unterschiedlicher Steilheit auf: sie verlaufen im Anfangsteil in der Regel relativ flach, im Mittelteil steiler und annähernd linear (Achtung, die Dosisachse ist in der Regel klassischerweise dekadisch logarithmisch) und im Endteil (nahe dem Sättigungsbereich, d.h. Plateau) wieder wesentlich flacher.

Dieser Verlauf (Änderung der Steilheit, **S-förmige Gestalt der Dosis-Wirkungs-Kurven**) erklärt, warum im **unteren Dosisbereich Dosisänderungen** für vergleichbar ausgeprägte Änderungen der Wirksamkeit oft proportional größer sein müssen als im **Mittelteil**. Auch im **oberen Teil** und vor allem in Nähe des **Sättigungsbereiches** (in Plateaunähe) führen erst große Dosisänderungen zu bedeutsamen Änderungen der Wirksamkeit. So können z.B. für eine Erhöhung der Wirksamkeit von 90% auf 95% und von 95% auf 99% extreme Dosiserhöhungen notwendig sein, die sich in der Praxis aus vielfachen Gründen oft nicht mehr durchführen lassen.

Die **Festlegung der sinnvollen Dosierungsbereiche** und **Dosierungsschritte** sollte auf ausreichend umfassenden Dosis-Wirkungs-Untersuchungen beruhen.

Vergleichbare Dosis-Wirkungs-Beziehungen sollten auch für die **unerwünschten Wirkungen** untersucht und abgeschätzt sein. Unter Berücksichtigung der Dosisabhängigkeiten von erwünschten und unerwünschten Wirkungen lassen sich **Nutzen-Risiko-Abwägungen** anstellen und begründete Therapieentscheidungen treffen (z.B. Dosiswahl).

Dosis-Wirkungs-Kurven sind nicht nur für die Charakteristik des betreffenden Arzneimittels unabdingbar, sondern auch für die Planung und Durchführung von Vergleichsuntersuchungen. In **Vergleichsuntersuchungen** soll z.B. herausgefunden werden, welche maximale Wirksamkeit überhaupt mit den zu vergleichenden Pharmaka erreichbar ist. Dazu muß man z.B. wissen, wann weitere Dosiserhöhungen nicht mehr sinnvoll sind, d.h. z.B. wann Studien abgebrochen werden können, da bei einem oder auch beiden Vergleichspartnern die Dosis „ausgereizt" ist. Nur durch korrekte Berücksichtigung der Dosis-Wirkungs-Beziehungen läßt sich auch vermeiden, daß etwa ein Vergleichsmittel (bewußt oder unbewußt) unterdosiert und das andere ausreichend dosiert ist. Für korrekte und dementsprechend aussagekräftige Therapievergleiche ist die Benutzung gleichwirksamer (**äquieffektiver**) Dosierung erforderlich.

Obwohl diese Forderungen fast selbstverständlich erscheinen, sind erstaunlich wenig Arzneimittel diesbezüglich mehr oder minder hinreichend untersucht.

Für die medikamentöse Behandlung von Übelkeit und Erbrechen im Zusammenhang mit Zytostatikabehandlungen stehen eine Reihe von mehr und vor allem minder umfangreich untersuchten Antiemetika zur Verfügung. Zu ihnen gehören Antihistaminika, Anticholinergika, Neuroleptika, Benzamide und selektive S_3-Blocker.

Am umfangreichsten von allen antiemetisch hochwirksamen Substanzen in pharmakokinetischer, pharmakodynamischer und klinischer Hinsicht untersucht ist die Anwendung des Benzamidderivates **Metoclopramid** in verschiedenen Applikationsformen (i.v., oral und auch rektal) und unterschiedlichen Dosisbereichen.

Dosisabhängige Behandlung mit Metoclopramid

Bislang liegen von allen therapeutisch eingesetzten Antiemetika lediglich für Metoclopramid hinreichende, klinisch kontrollierte und unter praxisrelevanten Bedingungen durchgeführte Untersuchungen vor. Für vollständige Dosis-Wirkungs-Untersuchungen muß neben dem Antagonisten (≙ Antiemetikum) vor allem der Agonist (≙ emetogene Substanz) in mehreren Dosisstufen einbezogen sein. Umfangreiche Studien liegen für die i.v. Anwendung vor, erste entsprechende Untersuchungen auch für die orale und rektale Anwendung einer Lösung.

Für die antiemetische Wirksamkeit von i.v. Metoclopramid beim Cisplatin-induzierten Erbrechen wurden im höheren und hohen Dosisbereich (d.h. z.B. ≧ 1.75 mg/kg Körpergewicht/Behandlungszyklus Metoclopramid) klinisch-eruierte Dosis-Wirkungs-Beziehungen erarbeitet (31, 32, 34, 36, 58, 64, 65). Dabei wurden steigende Cisplatindosen (z.B. 25, 60, 90 und 120 mg/m^2 sowie verschiedene Zwischenstufen) als **emetischer Agonist** mit steigenden Dosen von Metoclopramid als **emetischen Antagonisten** untersucht (siehe Abb. 3, 4).

Bei oraler und rektaler Anwendung konnten die niedrigeren Metoclopramiddosierungen (≤ 3.5 mg/kg pro Behandlungszyklus) wegen unzureichender Wirksamkeit nicht untersucht werden. Daher konnten nur **partielle Dosis-Wirkungs-Kurven** (hier nur jeweils 2 bzw. 3 Dosisstufen) erstellt werden (32, 33, 36, 58).

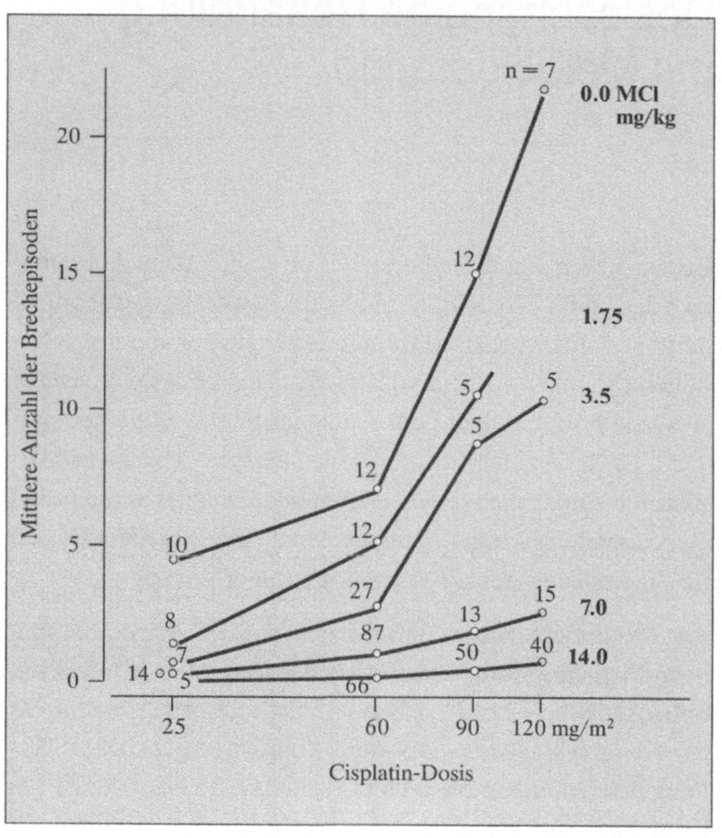

Abb. 3:

Intravenöse Behandlung mit Metoclopramid (MCl). Anzahl der Brechepisoden in Abhängigkeit von MCl- und Cisplatin-Dosis.

Auf der Ordinate ist die mittlere Anzahl von Brechepisoden pro Behandlungsgruppe (definierte MCl-Dosis) angegeben, auf der log-Abszisse die Cisplatin-Dosis.

1,75, 3,5, 7,0, 14,0: MCl-Dosis (mg/kg/Behandlungszyklus).

0: Historische Kontrollgruppen ohne hinreichende antiemetische Behandlung.

Aus den bislang umfangreichsten kontrollierten Studien zur emetogenen Wirkung von Cisplatin in 4 verschiedenen Dosierungen und der entsprechenden klinischen Wirksamkeit von i.v. Metoclopramid gegenüber Übelkeit und Erbrechen sowie den gleichzeitig registrierten unerwünschten Wirkungen lassen sich folgende Schlüsse ziehen (siehe Abb. 3, 4 und 5):

1. Sowohl der **Schweregrad von Übelkeit** als auch die **Häufigkeit von Erbrechen** steigen mit **zunehmender Cisplatindosis** steil an. So betrug die Anzahl der Brechepisoden in der höchsten Cisplatindosis (120 mg/m^2 Körperoberfläche) in historischen Kontrollen (d.h. mit unzureichender bzw. fehlender Antiemesis) 22 Brechepisoden/Beobachtungsperiode (Streubreite 16 – 32 Brechepisoden; siehe Abb. 2).

2. Unter **steigender Dosis von Metoclopramid** als i.v. Dauerinfusion über 26 Stunden (1.75 – 14 mg/kg Körpergewicht) wurden **Schweregrad von Übelkeit** als auch **Häufigkeit von Erbrechen** zunehmend antagonisiert (siehe Abb. 3,6).

Die Abhängigkeit von Übelkeit und Erbrechen von der Cisplatindosis war auch unter den verschiedenen Behandlungen mit Metoclopramid zu beobachten.

Die Verwendung der Parameter „Anzahl der Brechepisoden“ und „Selbsteinschätzung des Erbrechens“ anhand von Skalierungen brachte gleiche Ergebnisse (siehe Abb. 7). Beide zeigten eindeutig und jeweils im gleichen Dosisbereich eine von der Metoclopramiddosis abhängige Reduktion von Erbrechen. Zur vergleichbar ausgeprägten Reduktion von Übelkeit sind offensichtlich höhere Dosen von Metoclopramid erforderlich (siehe Verschiebung der Dosis-Wirkungs-Kurven für die Behandlung von Übelkeit und Erbrechen in Abb. 6 und 7).

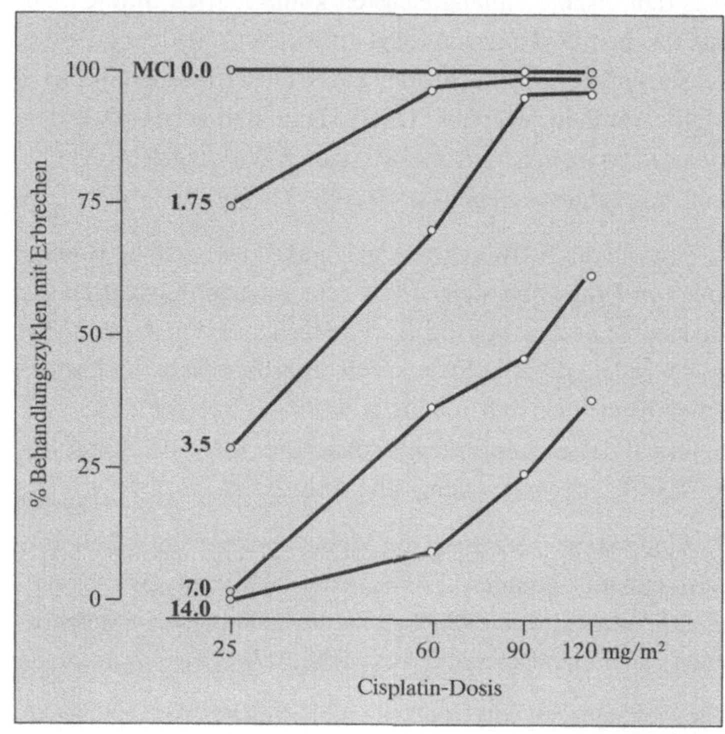

Abb. 4a:

Intravenöse Behandlung mit Metoclopramid (MCl). Dosis-Wirkungs-Kurven des vollständigen antiemetischen Schutzes (kein Erbrechen).

Auf der Ordinate ist die prozentuale Häufigkeit der Behandlungszyklen ohne vollständigen antiemetischen Schutz (Differenz von Gesamthäufigkeit und Häufigkeit der vollständig geschützten Behandlungszyklen) angegeben, auf der log-Abszisse die Cisplatin-Dosis. Die einzelnen Kurven zeigen die Abhängigkeit des vollständigen antiemetischen Schutzes von der MCl- und Cisplatin-Dosis.

1,75, 3,5, 7,0, 14,0: MCl-Dosis (mg/kg/Behandlungszyklus).

0: Historische Kontrollgruppen ohne hinreichende antiemetische Behandlung.

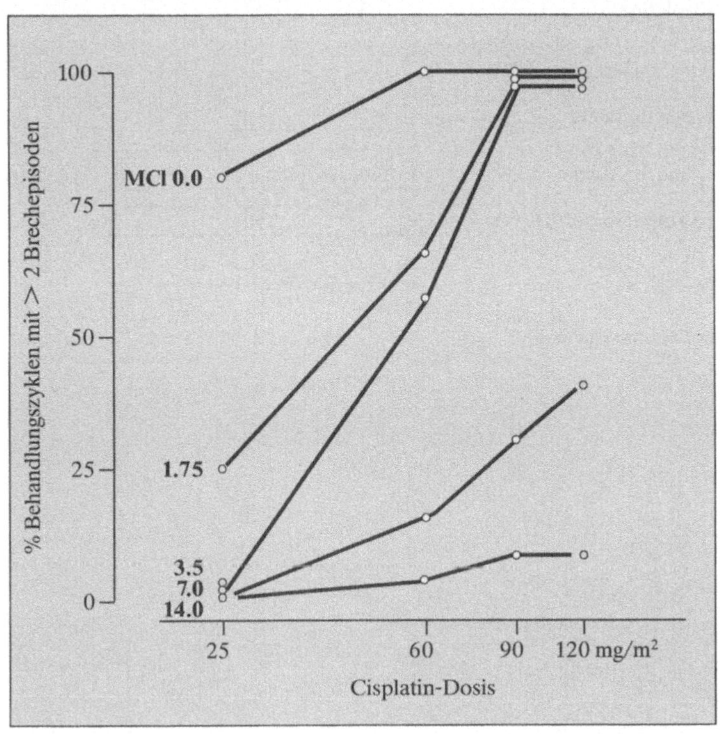

Abb. 4b:
Intravenöse Behandlung mit Metoclopramid (MCl). Dosis-Wirkungs-Kurven des klinisch hinreichenden antiemetischen Schutzes (< 3 Brechepisoden pro Behandlungszyklus).
Auf der Ordinate ist die prozentuale Häufigkeit der Behandlungszyklen ohne klinisch hinreichenden antiemetischen Schutz (Differenz von Gesamthäufigkeit und Häufigkeit der klinisch hinreichend geschützten Behandlungszyklen) aufgetragen, auf der log-Abszisse die Cisplatin-Dosis.
1,75, 3,5, 7,0, 14,0: MCl-Dosis (mg/kg/Behandlungszyklus).
0: Historische Kontrollgruppen ohne hinreichende antiemetische Behandlung.

Cisplatin
60 – <90 mg/m² KOF
90 – 120 mg/m² KOF
Metoclopramid
14 mg/kg/Zyklus
7 mg/kg/Zyklus
1 mg/kg
0.5 mg/kg
Hydratation (ml/h) 1000
250
Zeit (h)
0 2 10 18 26
Loperamid (mg p.o.)
↑4 ↑2 ↑2 ↑2

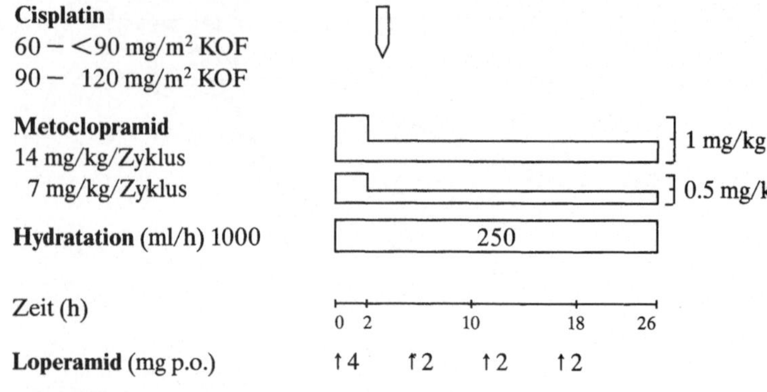

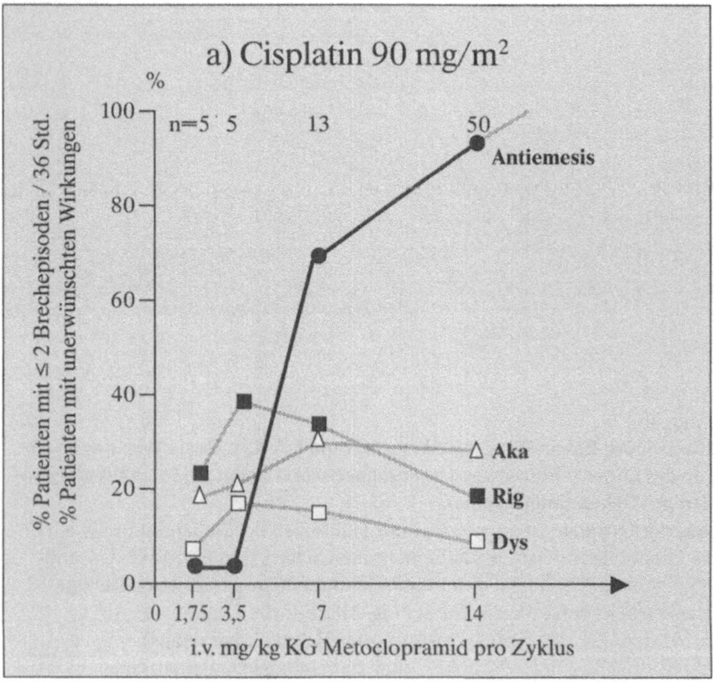

a) Cisplatin 90 mg/m²
%
100
80
60
40
20
0
n=5 5 13 50
Antiemesis
Aka
Rig
Dys
0 1,75 3,5 7 14
i.v. mg/kg KG Metoclopramid pro Zyklus
% Patienten mit ≤ 2 Brechepisoden / 36 Std.
% Patienten mit unerwünschten Wirkungen

Abb. 5:
Dosis-Wirkungs-Kurven der Häufigkeit ausgewählter unerwünschter Wirkungen von hochdosiertem i.v. Metoclopramid sowie der Häufigkeit des hinreichenden antiemetischen Schutzes (≦ 2 Brechepisoden/36 Std., Antiemesis).
n: Anzahl der Therapiezyklen, Aka: Akathisie, Dys: akute Dystonie, Rig: Rigor

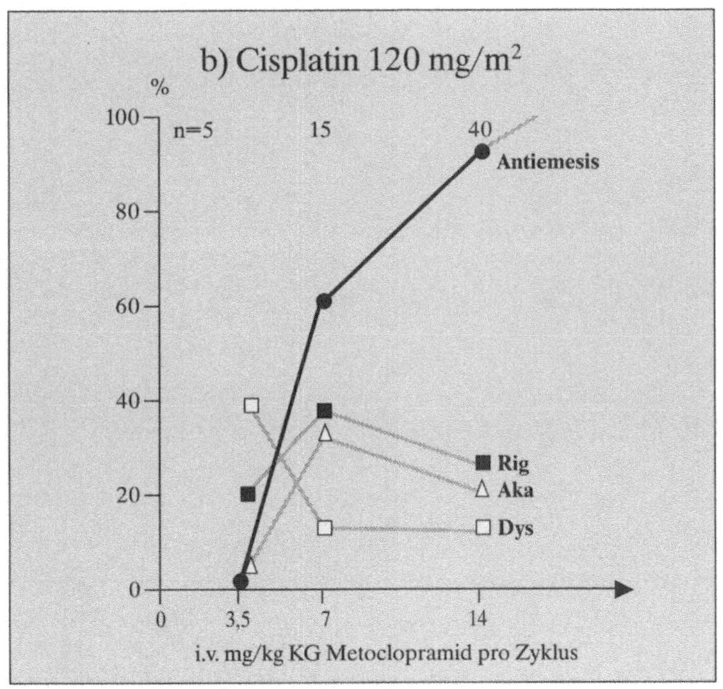
b) Cisplatin 120 mg/m²
%
100
80
60
40
20
0
n=5
15
40
Antiemesis
Rig
Aka
Dys
0
3,5
7
14
i.v. mg/kg KG Metoclopramid pro Zyklus

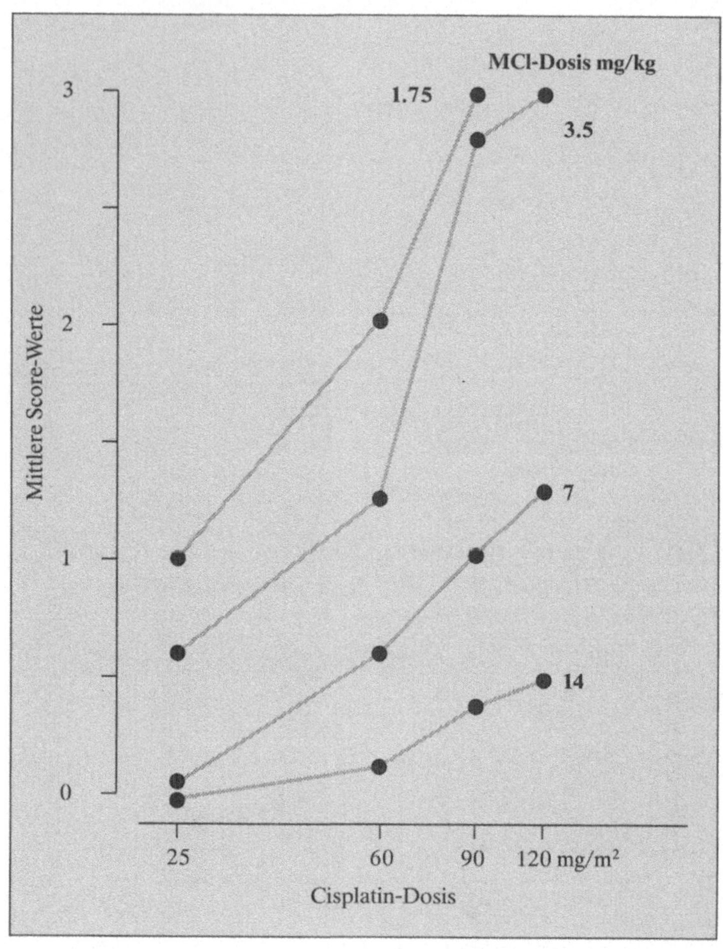

Abb. 6:
Intravenöse Behandlung mit Metoclopramid (MCl). Selbsteinschätzung der Übelkeit anhand einer vierteiligen verbalen Skala.
Auf der Ordinate ist der mittlere Scorewert angegeben, auf der log-Abszisse die Cisplatin-Dosis.
1,75, 3,5, 7,0, 14,0: MCl-Dosis (mg/kg/Behandlungszyklus).
0 = keine Übelkeit, 1 = mild, 2 = mäßig, 3 = schwer.

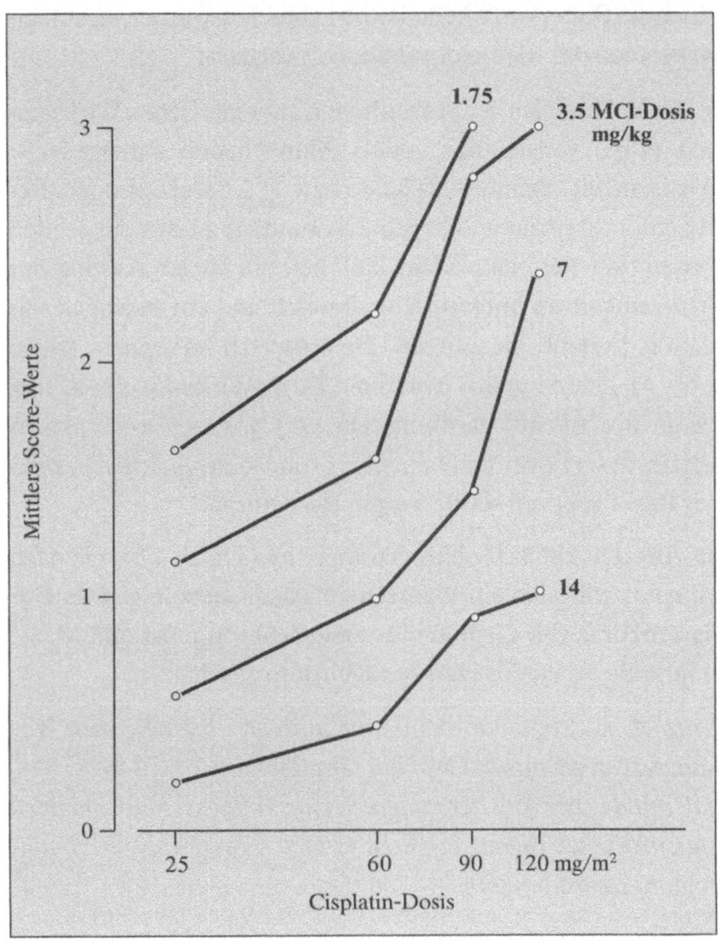

Abb. 7:

Intravenöse Behandlung mit Metoclopramid (MCl). Selbsteinschätzung von Erbrechen anhand einer vierteiligen verbalen Skala.

Auf der Ordinate ist der mittlere Scorewert angegeben, auf der log-Abszisse die Cisplatin-Dosis.

1,75, 3,5, 7,0, 14,0: MCl-Dosis (mg/kg/Behandlungszyklus).

0 = keine Übelkeit, 1 = mild, 2 = mäßig, 3 = schwer.

Auch die **Dauer von Übelkeit und Erbrechen** wurden in Abhängigkeit von der Metoclopramiddosis verkürzt.

3. Beim Vergleich der **prozentualen antiemetischen Wirksamkeit** (z.B. „vollständige“ oder „hinreichende antiemetische Wirksamkeit“ definiert als keine bzw. ≤ 2 Brechepisoden/Beobachtungszeitraum, d.h. pro 36 Stunden) zu den steigenden Dosen von Metoclopramid läßt sich ein steiler Anstieg der **Wirksamkeit im unteren Dosisbereich** und ein zusehend flacherer **Verlauf im oberen Dosisbereich** erkennen (siehe Abb. 4). Diese **nahezu hyperbole Dosis-Wirkungs-Beziehung** bei linearer (nicht logarithmischer, s.o.) Dosisachse charakterisiert in dieser Form der Darstellung somit den typischen Verlauf der **Besetzung von serotonergen Rezeptoren.**

4. Aus den klinisch-pharmakologischen Daten läßt sich nach Transformation in ein Wahrscheinlichkeitsnetz folgendes **Dosisverhältnis von Cisplatin als emetischer Agonist und Metoclopramid als emetischen Antagonisten** abschätzen:

1 mg/kg i.v. Metoclopramid *antagonisiert die emetischen Wirkungen von 6.5 mg/m^2 Cisplatin (Streubreite 5.7 – 7.4 mg/m^2) so, daß mindestens 95% der Patienten einen klinisch hinreichenden antiemetischen Schutz erfahren (d.h. ≤ 2 Brechepisoden/Beobachtungszeitraum) (30).*

Für die **orale Behandlung** mit hochdosiertem Metoclopramid läßt sich folgendes Dosisverhältnis von Agonist (Cisplatin) und Antagonist (Metoclopramid) abschätzen, allerdings im Gegensatz zur i.v. Anwendung nur aufgrund partieller Dosis-Wirkungs-Kurven: *1 mg/kg orales Metoclopramid antagonisiert die emetischen Wirkungen von 3.1 – 3.4 mg Cisplatin/m^2 so, daß mindestens 95% der Patienten einen klinisch hinreichenden an-*

tiemetischen Schutz erfahren (d.h. ≤ 2 Brechepisoden/Beobachtungszeitraum) (58). Ein vergleichbares Verhältnis gilt auch für die **rektale Behandlung mit einem hochdosierten Metoclopramid-Klysma** (36).

5. Die verschiedenen **unerwünschten extrapyramidalen Wirkungen** zeigen eine völlig andere Dosis-Wirkungs-Charakteristik. Die Maximalwirkungen sind bereits in niedrigen i.v. Metoclopramiddosierungen erreicht (65; siehe Abb. 5). Sie lassen sich als dopaminerge Rezeptor-Effekte interpretieren. Die extrapyramidal-motorischen unerwünschten Wirkungen (akute Dystonien, Rigor und Akathisie) scheinen bei einer schrittweisen Dosiserhöhung von 3.5 mg/kg auf 14 mg/kg Körpergewicht/Behandlungszyklus nicht weiter zuzunehmen.

Tendenziell gleichartige Ergebnisse finden sich auch bei oraler bzw. rektaler Anwendung von hochdosiertem Metoclopramid.

Aufgrund der insgesamt vorliegenden pharmakologischen und klinischen Daten ist ausreichend dosiertes **Metoclopramid in zweierlei Hinsicht der antiemetische Standard:**
Einerseits ist die antiemetische Wirksamkeit von Metoclopramid und deren erreichbares Ausmaß unter klinisch kontrollierten Bedingungen gesichert, andererseits stellt Metoclopramid den Standard dar, an dem die antiemetische Wirksamkeit anderer Antiemetika vergleichend zu prüfen ist.

Dies gilt sowohl für bereits verwendete, neu eingeführte wie auch neu entwickelte Substanzen. Selbstverständliche, wenngleich häufig nicht eingehaltene, Voraussetzung für sinnvolle **vergleichende Arzneimitteluntersuchungen** sind die Verwendung vergleichbarer, z.B. äquieffektiver, Dosen und der Vergleich der jeweils maximal erreichbaren Wirksamkeiten. Darauf aufbauend sind auch eine nachvollziehbare Nutzen-Risiko-Abschätzung und damit Festlegung praktikabler Dosisbereiche möglich.

Gerade im Vergleich zu wenig untersuchten bzw. neu eingeführten bzw. entwickelten Antiemetika ist zu berücksichtigen, daß **unerwünschte Wirkungen** sowie deren Ausmaß und Häufigkeit erst bei längerer kontrollierter Anwendung hinreichend bekannt sind.

Medikamentöse antiemetische Monotherapien

Als Antiemetika in der Behandlung des zytostatika-induzierten Erbrechens wurden bzw. werden weitverbreitet folgende Arzneimittelgruppen eingesetzt: Anticholinergika, Antihistaminika (H_1-Blocker), Neuroleptika (Phenothiazine und Butyrophenone), Benzquinamide, Benzamide, Corticosteroide, Benzdiazepine und Pharmaka mit S_3-blockierender Wirkung.

Ihre Wirksamkeit wird in den folgenden Ausführungen im Vergleich zu jeweils hinreichend dosiertem **Metoclopramid als Referenzbehandlung** beurteilt. Nicht selten ist aber ein Studienvergleich allenfalls begrenzt möglich, da die Studienbedingungen erheblich differieren und manche **Vergleichsantiemetika** (nicht selten z.B. Metoclopramid als Referenzsubstanz) eher suboptimal als optimal dosiert wurden, so daß z.B. die relativ geringe Wirksamkeit einer hinreichend bekannten Vergleichssubstanz bereits vor Studienbeginn voraussagbar war. Ergebnisse aus solchen Studien sind nicht realitätsgerecht.

Anticholinergika

Atropin und **Scopolamin** (z.B. transdermale Systeme) erwiesen sich bislang beim zytostatika-induzierten Erbrechen als nicht ausreichend antiemetisch wirksam (20, 32, 51, 58).

Antihistaminika

Antihistaminika (H_1) wie z.B. **Diphenhydramin, Dimenhydrinat** und **Meclozin** (Meclizin) (jeweils u.a. mit anticholinergen Eigenschaften) zeigten bislang ebenfalls keine ausreichende antiemtische Wirksamkeit (20, 32, 51, 58, 71). Dies gilt auch für **Promethazin**, das zwar Phenothiazinstruktur besitzt, aber wegen seiner geringen neuroleptischen Wirksamkeit als Antihistaminikum angesehen wird.

Neuroleptika (Phenothiazine, Butyrophenone)

Zu den Neuroleptika zählen Phenothiazin- und Butyrophenonderivate. Übliche antiemetisch wirksame Einzeldosen von Phenothiazinen wie **Chlorpromazin** (25 – 50 mg), **Prochlorperazin** (5 – 10 – 25 mg), **Triflupromazin** (10 – 20 mg), **Levomepromazin** (10 – 25 mg), **Perphenazin** (z.B. 5 mg), **Fluphenazin** (z.B. 1 – 3 mg) erwiesen sich weder bei einmaliger noch bei wiederholter Anwendung in verschiedenen Applikationsarten als ausreichend wirksam beim zytostatika-induzierten Erbrechen. Auch die Butyrophenone **Droperidol** (0.5 – 2 mg) und **Haloperidol** (1 – 3 mg) waren nicht befriedigend wirksam (1, 20, 26, 51, 58–60, 66, 71).

Einige Neuroleptika wurden auch im **Hochdosisbereich** mit angemessen dosiertem Metoclopramid verglichen (62, 63). **Triflupromazin** (3.5 mg/kg Körpergewicht/Behandlungszyklus), **Droperidol** (0.7 bzw. 1.4 mg/kg Körpergewicht/Behandlungszyklus) und **Haloperidol** (ebenfalls 0.7 bzw. 1.4 mg/kg Körpergewicht/Behandlungszyklus) waren in diesem i.v. Hochdosisbereich zwar wirksamer als im konventionellen Bereich (s.o.), aber korrespondierenden Dosen von Metoclopramid (7 bzw. 14 mg/kg Körpergewicht/Behandlungszyklus) klinisch bedeutsam und statistisch signifikant unterlegen. Außerdem verursachten sie statistisch signifikant mehr unerwünschte extrapyramidalmotorische Wirkungen.

Benzamide (Metoclopramid, Alizaprid)

Metoclopramid

Metoclopramid ist aufgrund seiner nachgewiesenen Wirksamkeit bei den verschiedenen Chemotherapien und der abschätzbaren unerwünschten Wirkungen die **Referenzsubstanz zur Behandlung des zytostatika-induzierten Erbrechens** (1, 18, 20, 23, 25, 26, 29–36, 41, 51, 56, 58, 61–66, 69, 71, 73, 75). Allerdings muß der übliche (konventionelle) **Niedrigdosisbereich** (z.B. 10 – 30 mg/Dosis bzw. 0.15 – 0.3 mg/kg Körpergewicht alle 6 – 8 Std.) je nach Chemotherapie deutlich (d.h. z.B. 10 – 20fach) überschritten werden.

Entsprechend der emetischen Potenz müssen bei **Cisplatin** ab 60 mg/m^2 in der Regel wesentlich höhere Metoclopramiddosierungen **(Hochdosisbereich)** als bei den meisten Chemotherapien angewendet werden. Beispiele für wirksame Dosierungen sind in Tab. 3 zusammengefaßt.

Die dosisabhängige Zunahme der antiemetischen Wirksamkeit ist beim cisplatin-induzierten Erbrechen systematisch untersucht und hinreichend belegt (siehe z.B. Abb. 5). Falls erforderlich kann im Einzelfall die Dosis über die untersuchten maximalen 14 mg/kg Körpergewicht gesteigert werden, ohne daß mit einer weiteren Zunahme gravierender unerwünschter Wirkungen (z.B. extrapyramidal-motorische Symptome wie Dystonien, Rigor, Akathisie) gerechnet werden muß (65; Abb. 5). Allerdings sind in der Nähe des Sättigungsbereiches, z.B. 90 – 95% Wirksamkeit (s.o.), sehr große Dosiserhöhungen nötig um die Wirksamkeit weiter (d.h. um wenige %) zu steigern.

Metoclopramid, i.v.:
1 – 3 mg/kg alle 2 Std., beginnend 0.5 Std. vor Zytostatikagabe (3.5 –) 7 – 14 mg/kg pro Behandlungszyklus (z.B. 26 Std.) als Dauerinfusion, beginnend 2 Std. vor Zytostatikagabe mit der doppelten Erhaltungsdosis als Aufsättigung für Std.
Metoclopramid, oral:
1 – 3 mg/kg alle 2 – 4 Std., beginnend 0.5 Std. vor Zytostatikagabe (3.5 –) 7 – 14 mg/kg pro Behandlungszyklus in fraktionierten Dosen, beginnend 2 und 0 Std. vor Zytostatikagabe und anschließend alle 4 Std. **Bei hochemetogenen Chemotherapien muß Metoclopramid im obersten Dosisbereich eingesetzt werden.**

Tab. 3:
Ausgewählte Dosierungsvorschläge zur Prophylaxe und Behandlung des zytostatika-induzierten Erbrechens

Die antiemetische Wirksamkeit bleibt im Verlauf **wiederholter Chemotherapiezyklen** erhalten (Abb. 8), sofern sich nicht antizipatorisches Erbrechen entwickelt. Dementsprechend liegen derzeit keine begründeten Hinweise vor, die für eine Gewöhnung bzw. Toleranzentwicklung auf Metoclopramid sprechen würden.

Dystonien und Rigor lassen sich prompt und zuverlässig mit Anticholinergika (z.B. Biperiden 2 mg, Diphenhydramin bzw. Dimenhydrinat 50 mg, jeweils i.v.; ggfs. auch Benzodiazepine) behandeln. Über die Häufigkeit von **Akathisie** liegen divergierende Angaben vor. Sie beruhen vermutlich auf unterschiedlichen Erhebungsmethoden (z.B. Spontanregistrierungen, Fremdbeobachtungen oder gezieltes Nachfragen). Eine zweifelsfrei wirksame Behandlung von Akathisie ist wie bei anderen Pharmaka mit entsprechenden extrapyramidal-motorischen unerwünschten Wirkungen (z.B. Neuroleptika) bislang nicht bekannt. Am wirksamsten scheinen Benzodiazepine zu sein.

Andere, dosisabhängig zunehmende unerwünschte Wirkungen wie z.B. Diarrhoen lassen sich prophylaktisch mit Antidiarrhoika wie Loperamid (z.B. 4 mg initial und anschließend 2 mg alle 6 Std.) wirksam behandeln.

Hochdosiertes Metoclopramid ist nicht nur bei i.v. Anwendung sondern auch bei **oraler Gabe** gegenüber Chemotherapien mit und ohne Cisplatin antiemetisch wirksam (33, 73, 75). Dadurch können Behandlungen auch im **ambulanten und teilstationären Bereich** durchgeführt werden. Aber auch stationär ist damit der Wechsel z.B. von initialer i.v. Applikation auf die weitere orale Einnahme möglich. Allerdings scheint bei gleicher Dosierung die i.v. Anwendung wirksamer als die orale Einnahme zu sein (Dosiserhöhung bis Dosisverdopplung bei oraler Anwendung im Vergleich zu i.v. Gabe).

Erste Ergebnisse zeigen, daß auch die äquivalente Dosierung mit einer **rektalen Lösung** im Hochdosisbereich hinreichend wirksam ist (vergleichbar der oralen Behandlung) (36).

Metoclopramid ist auch bei **Chemotherapien ohne Cisplatin** nach einer Reihe von Studien wirksam. Allerdings liegen hier, da solche Behandlungen u.a. häufig zytostatische Kombinationsbehandlungen ohne ein eindeutig emetisch dominierendes Zytostatikum sind, keine Dosis-Wirkungs-Beziehungen vor. Die Dosiswahl für hochdosiertes Metoclopramid ist daher im Vergleich zur Situation mit Cisplatin als „willkürlicher" anzusehen.

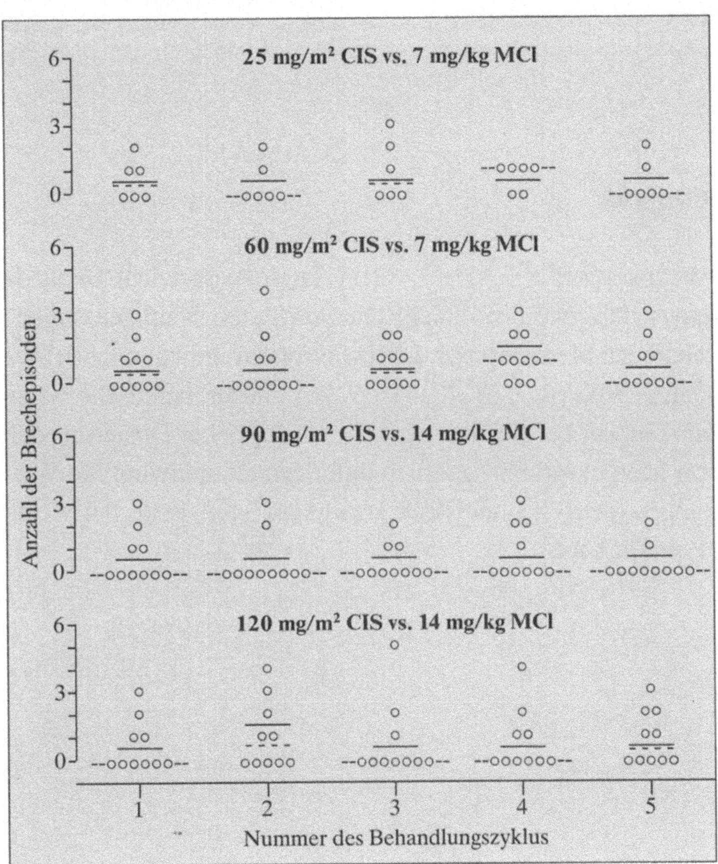

Abb. 8:
Anzahl der Brechepisoden im Verlauf von 5 aufeinanderfolgenden i.v. Therapiezyklen mit hochdosiertem Metoclopramid (MCl) in Abhängigkeit von der MCl- und Cisplatin (CIS)-Dosis.

Alizaprid

Alizaprid (z.B. 1 – 3.5 – 7 - 14 mg/kg Körpergewicht/Behandlungszyklus) wurde in einer Reihe von Untersuchungen vergleichend zu Metoclopramid beim cisplatin-induzierten Erbrechen geprüft (4, 7, 38, 40, 61, 69, 76). Die antiemetische Wirksamkeit war bei gleicher bis mehr als doppelter Dosierung der von Metoclopramid deutlich unterlegen. Unerwünschte Wirkungen traten z.T. statistisch signifikant häufiger als bei Metoclopramid auf.

Andere medikamentöse Behandlungen

Benzochinolinderivate (z.B. **Benzquinamid** 50 mg alle 4 Std.) und **Cannabinoide** (z.B. **Tetrahydrocannabinol** 5 – 10 mg/m^2 alle 3 – 4 Std. oral, **Levonantradol** 5 mg/m^2 alle 8 Std. oral, **Nabilone** 1 – 2 mg alle 12 Std. oral) spielen derzeit im europäischen Raum kaum eine Rolle (20, 51, 69), desgleichen **Domperidon** (8, 11, 76), das wegen gravierender unerwünschter Wirkungen nicht mehr i.v. gegeben werden darf und **Cisaprid**, für das eine bedeutsame antiemetische Wirksamkeit bei Zytostatika nicht nachgewiesen ist (50).

Selektive S_3-Rezeptorenblocker

Ondansetron

Hochdosiertes Metoclopramid ist zwar die Referenzsubstanz für S_3-Rezeptorenblocker, wegen seiner dopaminergen Begleitwirkungen ist es aber weniger selektiv als neuere Verbindungen mit relativ selektiv blockierenden Wirkungen auf S_3-Rezeptoren. Aus der Gruppe dieser neueren S_3-Rezeptorenblocker ist derzeit nur Ondansetron als Antiemetikum zugelassen.

Die bisherigen klinischen Untersuchungen belegen in den international empfohlenen Dosierungen (siehe z.B. Tab. 4) eindeutig seine antiemetische Wirksamkeit bei Chemotherapien mit und ohne Cisplatin, die mit derjenigen von optimal dosiertem Metoclopramid zumindest vergleichbar ist (9, 10, 12–14, 16, 19, 28, 37, 42, 43, 45, 48, 49, 52, 57, 67–72, 77).

Allerdings scheint bislang, im Gegensatz zu Metoclopramid, die **klinische Dosisfindung** (für erwünschte und unerwünschte Wirkungen) noch nicht abschließend geklärt zu sein. So wurde kürzlich z.B. die bisherige Dosisempfehlung der Dauerbehandlung von 3 × 4 mg bzw. 8 mg auf die zweimalige tägliche Gabe reduziert (3).

Die notwendige **Vergleichbarkeit der Wirksamkeit** mit derjenigen von hochdosiertem Metoclopramid ist erschwert, da z.B. bei einigen Vergleichsstudien z.T. inhomogene Versuchsbedingungen vorlagen und z.T. Metoclopramid offensichtlich suboptimal dosiert wurde.

Ondansetron, i.v.:
Hochemetogene Zytostatika 0.15 mg/kg alle 4 Std. für 3 Dosen, beginnend 0.5 Std. vor Zytostatikagabe 8 mg unmittelbar vor der Zytostatikagabe (als langsame Injektion oder Kurzinfusion), anschließend 1 mg/Std. bzw. 2mal 8 mg im Abstand von je 4 Std.. Bei mehrtägigen Chemotherapien sollte die antiemetische Weiterbehandlung oral erfolgen (z.B. 8 mg alle 8 Std.).* *Schwächer emetogene Zytostatika* 8 mg unmittelbar vor der Zytostatikagabe (als langsame Injektion oder Kurzinfusion), anschließend sollte die weitere Behandlung oral erfolgen (z.B. 8 mg alle 8 Std.).*
Ondansetron, oral:
Schwächer emetogene Zytostatika 8 mg 1 – 2 Std. vor Zytostatikagabe, anschließend 8 mg alle 8 Std.* Nach bisherigen Erkenntnissen sind keine Dosismodifikationen für Kinder, ältere Patienten und Patienten mit Nieren- und Lebererkrankungen notwendig. ** Für die mehrtägige antiemetische Therapie wurde kürzlich z.B. die bisherige Dosisempfehlung der Dauerbehandlung von 3 × 4 mg bzw. 8 mg auf die zweimalige tägliche Gabe reduziert.* Ingesamt scheint die Dosisfindung für Ondansetron noch nicht abgeschlossen zu sein.

Tab. 4:
Ausgewählte Dosierungsvorschläge von Ondansetron zur Prophylaxe und Behandlung des zytostatika-induzierten Erbrechens

Die antiemetische Wirksamkeit scheint auch bei **wiederholten Chemotherapien** erhalten zu sein, sofern kein antizipatorisches Erbrechen auftritt. Ondansetron ist, vergleichbar hochdosiertem Metoclopramid, auch bei verzögertem Erbrechen wirksam. Es bietet auch bei Chemotherapien im Kindesalter antiemetischen Schutz.

Extrapyramidal-motorische Wirkungen scheinen bislang, sofern sie überhaupt aufgetreten sind (in amerikanischen Werbeanzeigen der Herstellerfirma für das Fachpublikum sind entsprechend deutbare Hinweise zu finden), wesentlich seltener vorzukommen. Demgegenüber sind einige **andere unerwünschte Wirkungen** eher häufiger registriert worden. Eine **abschließende Nutzen-Risiko-Abschätzung** ist wohl derzeit noch nicht möglich.

Aus der Charakteristik der Ausführungen über die Dosis-Wirkungs-Beziehungen von Metoclopramid ist abzuleiten, daß die für Ondansetron gefundene Wirksamkeit auch mit Metoclopramid erreicht werden kann, wenn dieses in äquieffektiver Dosis eingesetzt wird. Offensichtlich liegen vergleichbar wirksame Dosierungen für Metoclopramid in einem höheren als dem häufig eingesetzten Dosisbereich. **Der generelle Wirksamkeitsvergleich zweier Pharmaka aufgrund jeweils nur einer festgelegten Dosisstufe ist pharmakologisch nicht ausreichend.** (28).

Ko-Antiemetika (Corticosteroide, Benzodiazepine)

Verschiedene Corticosteroide und Benzodiazepinderivate werden trotz einer gewissen antiemetischen Eigenwirkung als Ko-Antiemetika eingesetzt, d.h. in Kombination mit anderen Antiemetika.

Corticosteroide

Untersuchungen liegen für **Dexamethason** (z.B. 8 – 20 mg i.v.) und **Methylprednisolon** (z.B. 125 - 250 mg i.v.) als Kombinationspartner vor (z.B. Metoclopramid, Ondansetron) (14, 19, 21, 44, 46, 70). Die antiemetische Wirksamkeit von Dexamethason scheint bei Dosierungen über 8 mg nicht mehr zuzunehmen. Der Stellenwert von Corticosteroiden als Antiemetika ist nach der derzeitigen Datenlage nicht hinreichend abschätzbar. Verschiedentlich wird auf eine Reduktion der Metoclopramid-induzierten Diarrhoen durch Corticosteroide hingewiesen. Ob sie aber einen Vorteil gegenüber der prophylaktischen Anwendung von Loperamid besitzen, ist zumindest fraglich.

Benzodiazepine

Die meisten Untersuchungen wurden mit **Lorazepam** (z.B. 1.5 mg/m^2 i.v. 3.5 mg oral) als Kombinationspartner von hochdosiertem Metoclopramid durchgeführt (6, 21, 46, 53, 54). Durch Lorazepam kann, v.a. bei nicht maximal dosiertem Metoclopramid die antiemetische Wirksamkeit erhöht werden. Gleichzeitig werden die extrapyramidal-motorischen unerwünschten Wirkungen deutlich reduziert bzw. verhindert (vermutlich auch Akathisie) und das Risiko für antizipatorisches Erbrechen vermindert. Durch die **gleichzeitige Gabe eines Benzodiazepins zu Metoclopramid** läßt sich das ansonsten kaum beherrschbare antizipatorische Erbrechen deutlich reduzieren, ggfs. sogar hinreichend therapieren.

Vergleichbare Ergebnisse liegen auch für **Diazepam** (z.B. 5 mg i.v., 10 mg oral alle 8 Std.) (58), **Flunitrazepam** (z.B. 1 mg als i.v. Kurzinfusion 0.5 Std. vor bzw. 8.5 Std. nach Zytostatikagabe) oder **Lormetazepam** (1 – 2 mg i.v.) vor.

Antiemetische Kombinationen

Zur Steigerung der antiemetischen Wirksamkeit, Reduktion der einzelnen Antiemetikadosierungen und Verminderung bzw. Prophylaxe unerwünschter Wirkungen wurden empirisch (u.a. aufgrund möglicher unterschiedlicher Wirkungsmechanismen) eine Reihe von antiemetischen Kombinationsbehandlungen entwickelt (siehe z.B. Tab. 5) und auf ihre Wirksamkeit geprüft. Sie erwiesen sich zwar als antiemetisch wirksam (14, 21, 24, 26, 32, 39, 44, 46, 51, 56, 58, 69–71), es ist aber nicht eindeutig geklärt, ob sie generell wirksamer sind als z.B. optimal dosiertes Metoclopramid alleine.

Durch **Anticholinergika** bzw. **anticholinerg wirksame Antihistaminika** (s.o.) als Kombinationspartner konnte das Auftreten von extrapyramidal-motorischen Symptomen wie z.B. Dystonien durch **Metoclopramid** (nicht jedoch Akathisie) reduziert werden. Allerdings können die anticholinergen Wirkungen gerade bei älteren Patienten sehr problematisch sein.

Die **gleichzeitige Behandlung mit Benzodiazepinen** reduzierte ebenfalls das Auftreten extrapyramidal-motorischer unerwünschter Wirkungen durch z.B. **Metoclopramid** (vermutlich einschließlich Akathisie), verringerte die Angst der Patienten (z.B. durch Sedierung, Anxiolyse, **anterograde Amnesie**) und senkte die Inzidenz antizipatorischen Erbrechens. Bei suboptimaler Dosierung anderer Antiemetika wurde die antiemetische Wirksamkeit der Kombination erhöht, bei ungenügender Wirksamkeit optimal dosierter Antiemetika ließ sich eine Wirkungssteigerung erreichen und antizipatorisches Erbrechen war überhaupt erst, wenngleich trotzdem nicht immer befriedigend, durch Hinzufügung von Benzodiazepinen behandelbar. Beim antizipatorischen Erbrechen war teilweise eine lange Vorbehandlungsperiode mit Benzodiazepinen notwendig (z.B. bereits vor oder unmittelbar ab Krankenhauseintritt).

Antiemetika	Dosierung
Metoclopramid, hochdosiert	7 – 14 mg/kg/Behandlungszyklus 2 – 3 mg/kg als Einzeldosen
Dexamethason	10 – 20 mg
Metoclopramid, hochdosiert	7 – 14 mg/kg/Behandlungszyklus 2 – 3 mg/kg als Einzeldosen
Lorazepam	1,5 mg/m² als Einzeldosen
Metoclopramid, hochdosiert	7 – 14 mg/kg/Behandlungszyklus 2 – 3 mg/kg als Einzeldosen
Dimenhydrinat	50 mg als Einzeldosen

Anstelle der aufgeführten Kombinationspartner können auch andere Antiemetika eingesetzt werden, z.B. als Benzodiazepine Diazepam oder Lormetazepam.

Tab. 5:
Auswahl von antiemetischen Kombinationsbehandlungen

Empfehlungen zur antiemetischen Therapie

Grundlage einer rationalen und wirksamen antiemetischen Therapie ist der optimale Gebrauch bisher bekannter und hinreichend untersuchter Antiemetika (Antiemetikaauswahl unter Nutzen-Risiko-Gesichtspunkten, regelhafte und rechtzeitige Anwendung, ausreichende Dosierung und Behandlungsdauer, angemessene Applikationsform, ggfs. sinnvolle Kombinationsbehandlung). Lediglich bei Ondansetron scheint es ausreichend zu sein, die antiemetische Therapie erst gleichzeitig mit der Zytostatikaapplikation zu beginnen. Mit den anderen Antiemetika sollte bereits vor Beginn der Chemotherapie angefangen werden. Übelkeit und Erbrechen können durchaus noch an den Folgetagen einer Chemotherapie auftreten, selbst wenn die Patienten am Tag der Chemotherapie symptomfrei waren (siehe auch verzögertes Erbrechen). Eine wirksame Behandlung muß daher für einen entsprechend langen Zeitraum durchgeführt werden.

Der am besten untersuchte Standard ist derzeit ausreichend hochdosiertes **Metoclopramid**. Zur Zeit liegen keine Daten vor, die eine antiemetische Überlegenheit von Ondansetron hinreichend begründen.

Der größte Vorteil von **Ondansetron** gegenüber Metoclopramid scheint darin zu liegen, daß bisher unerwünschte extrapyramidal-motorische Wirkungen wesentlich seltener bekannt geworden sind. Ondansetron scheint daher die antiemetische

Therapie der Wahl bei den ausgewählten Patienten zu sein, die Metoclopramid nicht vertragen, ein hohes Risiko für das Auftreten einer extrapyramidal-motorischen Symptomatik besitzen oder bei denen auch optimal dosiertes Metoclopramid unwirksam bzw. nicht ausreichend wirksam ist. Zu solchen Risikopatienten könnten junge Erwachsene oder Kinder gehören. Eine sinnvolle Alternative zur alleinigen Anwendung hochdosierten Metoclopramids könnte allerdings auch die Kombination mit einem Benzodiazepin sein.

Verschiedene Dosierungsvorschläge für hochdosiertes Metoclopramid, antiemetische Kombinationsbehandlungen und Ondansetron zur Behandlung im **Erwachsenenalter** sind in den Tab. 3 und 4 zusammengefaßt.

Behandlung des antizipatorischen Erbrechens

Als Standardbehandlungsversuch ist derzeit die ausreichend hochdosierte Behandlung mit **Metoclopramid in Kombination mit einem Benzodiazepinderivat** (z.B. Lorazepam, Diazepam) anzusehen (siehe Tab. 5; Abb. 9). Der Stellenwert von **Ondansetron** läßt sich noch nicht genau angeben, wenngleich es auch bei dieser Form des Erbrechens wirksam ist.

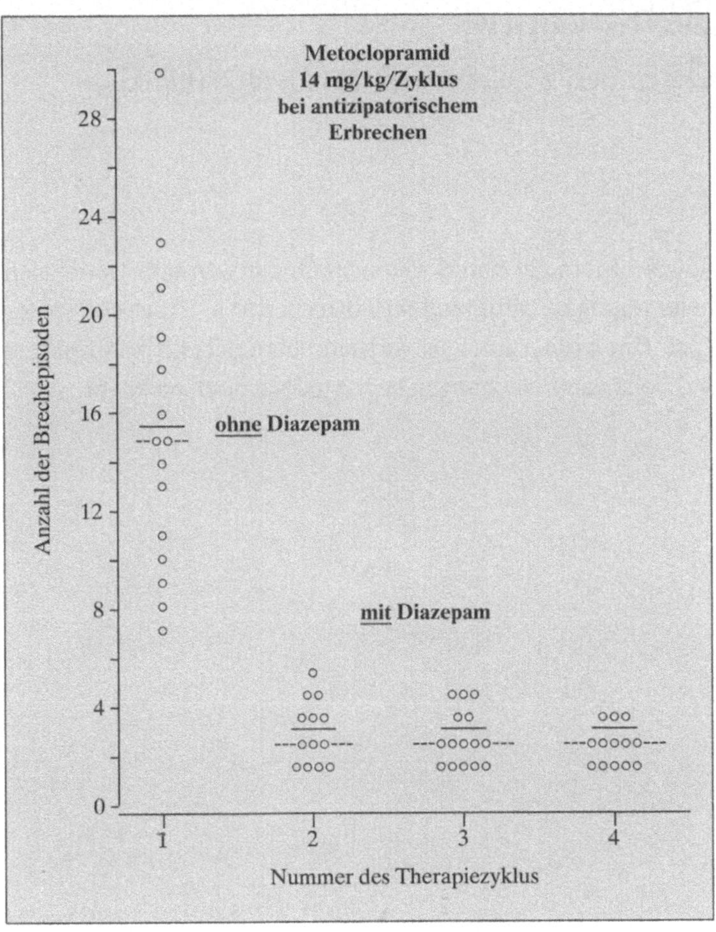

Abb. 9

Behandlung von antizipatorischem Erbrechen. Anzahl der Brechepisoden bei Patienten mit antizipatorischem Erbrechen unter hochdosierter Behandlung mit Metoclopramid allein (Therapiezyklus 1) bzw. kombinierter Behandlung mit Metoclopramid und Diazepam (Therapiezyklus 2–4).

Behandlung des verzögerten Erbrechens

Sowohl Metoclopramid wie auch Ondansetron erwiesen sich beim verzögert auftretendem Erbrechen (d.h. 2 Tage und später nach Chemotherapie) als wirksam. Hinreichend kontrollierte Vergleichsuntersuchungen liegen jedoch noch nicht vor.

Antiemetische Behandlung bei Unwirksamkeit bzw. unzureichender Wirksamkeit bisheriger Therapien

Diese Therapiesituation ist unzureichend untersucht. Eine erfolgreiche Antiemesis gestaltet sich auch deswegen kompliziert, da in der Regel bereits eingetretenes Erbrechen wesentlich schwieriger zu behandeln ist als im Rahmen einer antiemetischen Prophylaxe und Therapie. Für Metoclopramid lassen z.B. beim cisplatin-induzierten Erbrechen die vorliegenden Dosis-Wirkungs-Beziehungen eine Zunahme der Antiemesis durch Dosiserhöhung erwarten. Allerdings sind im Hochdosisbereich (≥ 14 mg/kg Körpergewicht) in der Regel erhebliche Dosiserhöhungen für eine Steigerung der Wirksamkeit erforderlich. Neben einer allfälligen Dosiserhöhung erscheint vor allem die Kombination mit Benzodiazepinen in ausreichender Dosierung sinnvoll. Alternativ kommt der Wechsel des Antiemetikums infrage, insbesondere wenn unterschiedliche Wirkungsmechanismen vorliegen, z.B. Wechsel von hochdosiertem Metoclopramid auf Ondansetron und umgekehrt.

Literaturhinweise

1 American Society of Hospital Pharmacists (1991) AHSF drug information 91, Bethesda.

2 Arznei-telegramm (1991) Heft 3: 26–28

3 Arzneimittel-Info, Dtsch. Apoth. Ztg. 131, 33: XII (1991) Info-Nr. 62

4 Basurto C, Roila F, DelFavero A, Ballatori E, Minotti V, Tonato M (1988) A prospective randomized double-blind crossover study comparing the antiemetic activity of alizapride and metoclopramide in patients receiving cisplatin chemotherapy. Cancer Invest 6: 475–479

5 Berg SL, Grisell DL, DeLaney TF, Balis FM (1991) Principles of treatment of pediatric solid tumors. Pediatr Clin North Amer 38: 249–264

6 Bishop JF, Olver IN, Wolf MM, Matthews JP, Long M, Bingham J, Hillcoat BL, Cooper IA (1984) Lorazepam: a randomized, double-blind, crossover study of a new antiemetic in patients receiving chemotherapy and prochlorperazine. J Clin Oncol 2: 691–695

7 Bleiberg H, Gerard B, Dalesio O, Crespeigne N, Rosenczeig M (1988) Activity of a new antiemetic agent: alizapride. A randomized double-blind crossover controlled trial. Cancer Chemother Pharmacol 22: 316–320

8 Brogden RN, Carmine AA, Heel RC, Speight TM, Avery GS (1982) Domperidone. A review of its pharmacological activity, pharmacokinetics and therapeutic efficacy in the symptomatic treatment of chronic dyspepsia and as an antiemetic. Drugs 24: 360–400

9 Carden PA, Mitchell SL, Waters KD, Tiedemann K, Ekert H (1990) Prevention of cyclophosphamide/cytarabine – induced emesis with ondansetron in children with leukemia. J Clin Oncol 8: 1531–1535

10 Chaffee BJ, Tankanow RM (1991) Ondansetron – the first of a new class of antiemetic agents. Clin Pharm 10, 430–446

11 Champion MC (1988) Minireview Domperidone. Gen Pharmacol 19: 499–505

12 Cubeddu LX, Hoffmann IS, Fuenmayor NT, Finn AL (1990) Efficacy of ondansetron (Gr 38032 F) and the role of serotonin in cisplatin – induced nausea and vomiting. New Engl J Med 322: 810–816

13 Cunningham D, Hawthorn J, Pople A, Gazet JC, Ford HT, Challoner T, Coombes RC (1987) Prevention of emesis in patients receiving cytotoxis drugs by GR 38032 F, a selective 5-HT3 receptor antagonist. Lancet ii: 1461–1463

14 Cunningham D, Turner A, Hawthorn J, Rosin RD (1989) Ondansetron with and without dexamethasone to treat chemotherapy-induced emesis. Lancet2: 1323, letter

15 Dolgin MJ, Katz ER, McGinty K, Siegel SE (1985) Anticipatory nausea and vomiting in pediatric cancer patients. Pediatrics 75: 547–552

16 DuBois A, Meerpohl HG (1991) Ondansetron (Zofran), internist prax 31, 851–852

17 DuBois A, Meerpohl HG, Wilhelm C, Quaas L, Barnickel I, Pfleiderer A (1990) Therapierefraktäre Emesis unter Cisplatin. Prospektive Studie mit dem Serotonin-Rezeptor Antagonist GR 38032 F. Onkologie 13: 364–368

18 Editorial (1990) Vomiting and chemotherapy. Lancet 355: 265–266

19 Figg WD (1991) Ondansetron versus dexamethasone. Lancet 338, 946

20 Finley RS (1988) Nausea and vomiting. In: Applied therapeutics, the clinical use of drugs, Hrsg. LY Young, MA Koda-Kimble, 4. Aufl. Kap. 6 S 85–99, Appl Therapeut Inc. Vancouver, Washington

21 Gagen M, Gochnour D, Young D, Ganinella T, Neidhardt J (1984) A randomized trial of metoclopramide and a combination of dexamethasone and lorazepam for prevention of chemotherapy-induced emesis. J Clin Oncol 2: 696–701

22 Glaxo-Lederle (1990) Fachinformation zu Zofran Ondansetron, Bad Oldesloe-Wolfratshausen

23 Gootenberg JE, Pizzo PA (1991) Optimal management of acute toxicities of therapy. Ped Clin North Amer 38, 269–297

24 Gralla RJ (1989) An outline of anti-emetic treatment. Eur J Cancer Clin Oncol 25 suppl 1: S 7–11

25 Gralla RJ, Itri LM, Pisko SE, Squillante AE, Kelsen DP, Braun DW, Bordin LA, Braun TJ, Young CW (1981) Antiemetic efficacy of high-dose metoclopramide: randomized trials with placebo and prochlorperazine in patients with chemotherapy-induced nausea and vomiting. N. Engl J Med 305: 905–909

26 Gralla RJ, Kris MG, Tyson LB, Clark RA (1988) Controlling emesis in patients receiving cancer chemotherapy. In: Senn HJ, Glaus A, Schmid L (eds) Supprotive care in cancer patients. Springer, Berlin Heidelberg New York, S 89–101

27 Grunberg SM (1990) Making chemotherapy easier. New Engl J Med 322:

28 Hainsworth J, Harvey W, Pendergrass K, Kasimis B, Oblon D, Monaghan G, Gandara D, Hesketh P, Khojasteh A, Harker G, York M, Siddiqui T, Finn A (1991) A Single-Blind Comparison of Intravenous Ondansetron, a Selective Serotonin Antagonist, With Intravenous Metoclopramide in the Prevention of Nausea and Vomiting Associated, With High-Dose Cisplatin Therapy. J. Clin. Oncol. 9: 721 (1991)

29 Harrington RA, Hamilton CW, Brogden RN, Linkewich JA, Romankiewicz JA, Heel RC (1983) Metoclopramide. An updated review of its pharmacological properties and clinical use. Drugs 25: 451–494

30 Hellenbrecht D, Saller R (1985) Dose-Response Curves for the Antiemetic Potency and for the Side Effects of Metoclopramide (MCL) Against Cisplatin Induced Emesis. Arch. Pharmacol. 329, Suppl. No. 406

31 Hellenbrecht D, Saller R (1986) Dose-response relationships of the objective and subjective and antiemetic effects and of different side effects of metoclopramide against cisplatin induced emesis. Arzneimittelforsch 36: 1845–1849

32 Hellenbrecht D, Saller R (1991) Neue Aspekte zur Wirkungsweise und Anwendung von Metoclopramid. Fortschr Med Monographie 37: 1–15

33 Hellenbrecht D, Saller R, Briemann L, Brinkmann C, Hellstern A, Hess H, Mitrou P, Achtert G, Brockmann P, Hausleiter HJ (1985) Vergleich der Pharmakokinetik von hochdosiertem Metoclopramid nach intravenöser oder oraler Gabe zur Prophylaxe von Cisplatin-Erbrechen. Klin Wochenschr 63 Suppl IV: 216

34 Hellenbrecht D, Saller R, Hellstern A, Achtert G, Brockmann P, Hausleiter HJ (1990) Dose-response curves of antiemetic efficacy and side effects of intravenous metoclopramide and relationship to plasma concentrations in patients receiving two different emetic doses of cisplatin for chemotherapy. In: J Kuhlmann, W Wingeder, (Hrsg) Dose-response relationship of drugs, Zuckschwerdt Verlag, München, S 181–186

35 Hellstern A, Hellenbrecht D, Saller R, Gatzen M, Mauns B, Achtert G, Brockmann P, Hausleiter H (1987) Absolute biovailability of metoclopramide given orrally or by enema in patients with normal liver function or with cirrhosis of the liver. Arzneimittelforsch 37: 733–736

36 Hellstern A, Saller R, Hellenbrecht D, Haug M, Achtert G, Brockmann P, Dahmen W (1989) Pharmacokinetics of rectal metoclopramide (MCL) and pharmacodynamics of two high antiemetic rectal dosages of MCL against different emetic doses of cisplatin (CIS) for chemotherapy. Eur J Clin Pharmacol 36 suppl: 158

37 Hesketh PJ, Murphy PK, Lester EP, Gandara DR, Khojastheh A, Tapazoglou E, Sartiano GP, Whithe DR, Werner K, Chubb JM (1989) GR 38032 F (GR-C507/75): a novel compound effective in the prevention of acute cisplatin-induced emesis. J Clin Oncol 7: 700–705

38 Huys J, Troch M, Bourguignon RP, Smets P (1985) High-dose alizapride versus high-dose domperidone: a double-blind comparative study in the management of cis-platinum-induced emesis. Curr Med Res Opinion 9: 400–406

39 Joss R, Buser K, Cerny Th, Rohrbach D, Brunner KW (1988) Bedeutung und Grundsätze der Antiemetikatherapie bei zytostatischen Behandlungen. Therapeutische Umschau 45, 397–402

40 Joss RA, Galeazzi RL, Bischoff AK, Brunner KW (1985) Alizapride, a new substituted benzamide, as an antiemetic during cancer chemotherapy. Eur J Clin Pharmacol 27: 721–725

41 Joss RA, Galeazzi RL, Bischoff AK, Pirovino M, Ryssel HJ, Brunner KW (1986) The antiemetic activity of high-dose metoclopramide in patients receiving cancer chemotherapy: a prospective, randomized, double-blind study. Clin Pharmacol Ther 39: 619–624

42 Kaasa S, Kvaloy S, Dicato MA, Ries F, Huys JV, Rover E, Carruthers L (1990) A comparison of ondansetron with metoclopramide in the prophylaxis of chemotherapy-induced nausea and vomiting: a randomized, double-blind study. Eur J Cancer 26: 311–314

43 Khojasteh A, Sartiano G, Tapazoglou E, Lester E, Gandara E, Bernard S, Finn A (1990) Ondansetron for the prevention of emesis induced by high-dose cisplatin. Cancer 66: 1101–1105

44 Kris MG, Gralla RJ, Clark RA et al (1985) Consecutive dosefinding trials adding lorazepam to the combination of metoclopramide plus dexamethasone: improved effectiveness over the combination of diphenhydramine plus metoclopramide plus dexamethasone. Canc Treat Rep 69: 1257–1262

45 Kris MG, Gralla RJ, Clark RA, Tyson LB (1988) Dose-rangind evaluation of the serotonin antagonist GR-C507/75 (GR 38032 F) when used as an antiemetic in patients receiving anticancer chemotherapy. J Clin Oncol 6: 659–662

46 Kris MG, Gralla RJ, Clark RA, Tyson LB, Groshen S (1987) Antiemetic control and prevention of side effects of anticancer therapy with lorazepam or diphenhydramin when used in combination with metoclopramide plus dexamethasone. Cancer 60: 2816–2822

47 Leonard RCF, Sokoup M (1990) Anti-emetics and cancer chemotherapy. Br J Cancer 61: 349–350

48 Marschner NW, Adler M, Jaenicke F, Albrecht U, Nagel GA (1990) Langzeitergebnisse der antiemetischen Effektivität des 5-HT3-Antagonisten Ondansetron. Onkologie 13: 313–315

49 Marty M, Pouillart P, Scholl S, Droz JP, Azab M, Brion N, Pujade-Lauraine M, Paule B, Paes D, Bons J. Comparison of the 5-hydroxytryptamine 3 (serotonin) antagonist ondansetron (GR 38032 F) with high-dose metoclopramide in the control of cisplatin-induced emesis. N Engl J Med 322: 816–821

50 McCalium RW, Prakash C, Campoli-Richsrds DM, Goa KL (1988) Cisapride. A preliminary review of its pharmacodynamic and pharmacokinetic properties, and therapeutic use as a prokinetic agent in gastrointestinal motility disorders. Drugs 36: 652–681

51 Merrifield KR, Chaffee BJ (1989) Recent advances in the management of nausea and vomiting caused by antineoplastic agents. Clin Pharm 8: 187–199

52 Milne RJ, Heel RC (1991) Ondansetron. Therapeutic use as an antiemetic. Drugs 41: 574–595

53 Nerenz DR, Leventhal H, Easterling DV, Love RR (1986) Anxiety and drug taste as predictors of anticipatory nausea in cancer chemotherapy. J Clin Oncol 4: 224–233

54 Pandit SK, Heisterkamp DV, Cohen PJ (1976) Further Studies of the anti-recall effect of lorazepam. Anesthesiology 45: 495–500

55 Pinder RM, Brogden RM, Sawyer PR, Speight TM, Avery GS (1976) Metoclopramide. A review of is pharmacological properties and clinical use. Drugs 12: 81–131

56 Riess H, Ludat K (1991) Prophylaxe und Therapie des zytostatika-induzierten Erbrechens. Dtsch med Wschr 116, 705–712

57 Ringele F (1991) Granisetron und Ondansetron. pharma-Kritik 13:81–84

58 Saller R (1986) Medikamentöse und physikalisch-therapeutische Strategien zur Behandlung des Cisplatin-induzierten Erbrechens. Habilitationsschrift, Frankfurt am Main, S 1–310

59 Saller R (1991) Neuroleptika und andere Phenothiazine in der Schmerzbehandlung. In: Schmerzen, Therapie in Praxis und Klinik, R Saller u D Hellenbrecht, Hrsg. Marseille Verlag, München, S 137–152

60 Saller R, Berger T, Ulmer EM, Hellenbrecht D (1983) Praktische Pharmakologie. Eigenschaften gebräuchlicher Medikamente. 2. Aufl. S1–616, Schattauer, Stuttgart-New York

61 Saller R, Hellenbrecht D (1985a) Comparison of the antiemetic efficacy of two high-dose benzamides, metoclopramide and alizapride, against cisplatin-induced emesis. Cancer Treat Rep 69: 1301–1303

62 Saller R, Hellenbrecht D (1985b) Nutzen und Risiko von hochdosiertem Metoclopramid im Vergleich zu hochdosiertem Haloperidol oder Triflupromazin bei cisplatin-induziertem Erbrechen. Klin Wochenschr 63: 428–432

63 Saller R, Hellenbrecht D (1986) High dose of metoclopramide or droperidol in the prevention of cisplatin-induced emesis. Eur J Cancer Clin Oncol 22: 1199–1203

64 Saller R, Hellenbrecht D, Briemann L, Hellstern A, Hess H, Mitrou P, Hodgson M, Achtert G, Brockmann P, Hausleiter HJ (1985a) Metoclopramide kinetics at high-dose infusion rates for prevention of cisplatin-induced emesis. Clin Pharmacol Ther 37: 43–47

65 Saller R, Hellenbrecht D, Hellstern A, Hess H (1985b) Improved benefit/ risk ratio of higher-dose metoclopramide therapy during cisplatin-induced emesis. Eur J Clin Pharmacol 29: 311–312

66 Sanger GJ (1990) New antiemetic drugs. Can J Physiol Pharmacol 68: 314–324

67 Schmoll HJ (1989) The role of ondansetron in the treatment of emesis induced by non-cisplatin-containing chemotherapy regimes. Eur J Cancer Clin Oncol 25 suppl 1: S 35–39

68 Serveice H, Perker M, Ertl A, Reichold M, Fink U, Berdel WE (1990) Ondansetron (GR 38032 F), ein kompetitiver 5-HT3-Rezeptor-Antagonist als Antiemetikum bei zytostatika-induzierter Übelkeit und Erbrechen. Eine offene, substanzkontrollierte Phase-II/III-Studie. Onkologie 13: 369–374

69 Seynaeve C, De Mulder PHM, Verweij J, Gralla RJ (1991) Controlling cancer chemotherapy – induced emesis. Pharmaceutisch Weekblad Scientific edition 13: 189–197

70 Smith DB, Newlands ES, Spruyt OW, Begent RHJ, Rustin GJS et al (1990) Ondansetron (GR 38032F) plus dexamethasone: effective antiemetic prophylaxis for patients receiving cytotoxic chemotherapy. Br J Cancer 61: 323–324

71 Stewart DJ (1990) Cancer therapy, vomiting, and antiemetics. Can J Physiol Pharmacol 68: 304–313

72 Symposium (1989) Proceedings of the ondansetron symposium, sponsored by Glaxo holdings, held at the Queen Elizabeth II conference centre, London june 30. Eur J Cancer Clin Oncol 25 suppl 1: S 3–93

73 Taylor WB, Bateman DN (1986) Oral bioavailability of high-dose metoclopramide. Eur J Clin Pharmacol 31: 41–44

74 Triozzi PL, Laszlo J (1987) Optimum management of nausea and vomiting in cancer chemotherapy. Drugs 34: 136–149

75 Vogt C, Saller R, Hellenbrecht D, Lautenschläger W, Schalk K, Mitrou P (1985) Ambulante und stationäre Doppelblind-Studien zur antiemetischen Wirksamkeit von oralem Metoclopramid beim zytostatika-induziertem Erbrechen. Klin Wochenschr 63 suppl IV: 216–217

76 VWD/19.11.1985 S. 7 (Mitteilungen)

77 Werner K et al (1989) Maintenance of antiemetic effectiveness with multiple couse of GR 38032 F and cisplatin. Proc Am Soc Cancer Oncol 8: A 1271